DÉPARTEMENT DU CALVADOS

COMPTE RENDU

DES

TRAVAUX DU CONSEIL CENTRAL

ET

DES CONSEILS D'ARRONDISSEMENT

d'hygiène et de salubrité publiques

PAR LE Dr MAHEUT
Secrétaire du Conseil central

CAEN
PAGNY, IMPRIMEUR DE LA PRÉFECTURE
RUE FROIDE, 27

1868

DÉPARTEMENT DU CALVADOS.

COMPTE RENDU

DES

TRAVAUX DU CONSEIL CENTRAL

ET

DES CONSEILS D'ARRONDISSEMENT

d'hygiène et de salubrité publiques

PAR LE Dr MAHEUT
Secrétaire du Conseil central

CAEN
PAGNY, IMPRIMEUR DE LA PRÉFECTURE
RUE FROIDE, 27

1868

MEMBRES

DES

CONSEILS D'HYGIÈNE ET DE SALUBRITÉ

DU CALVADOS

Arrondissement de Caen.

MM. le Préfet, président ;

Vastel ❋, directeur de l'Ecole de médecine, 1er vice-président.

Leprestre ❋, chirurgien en chef des Hospices, 2e vice-président.

Maheut, professeur à l'École de médecine, secrétaire.

Roulland, id.

Leroy, id.

Lechevallier, id.

Denis-Dumont, professeur-adjoint, id.

Berjot, pharmacien.

Halbique, id.

Bin-Dupart, id.

Durand, id.

Vieillard, ingénieur des mines.

Arrondissement de Bayeux.

MM. Gauquelin-Despallières ※, docteur-médecin, maire de Bayeux.

Labbey, médecin des épidémies.

Demagny, chirurgien en chef des hospices.

Jourdain, docteur-médecin.

Bertot, pharmacien.

Morel, id.

Yvon, vétérinaire.

Deshameaux, propriétaire.

Gardin de Villers, adjoint.

Elie, secrétaire de la sous-préfecture.

Arrondissement de Falaise.

MM. Bacon, docteur-médecin.

Bodey, id.

Turgis, id.

Labbé, pharmacien.

Lalonde, id.

Leclerc, propriétaire.

D'Eyragues, id.

Gérard, employé à la sous-préfecture.

Leguay ✱, maire.

Quettier, vétérinaire

Godillon, id.

Arrondissement de Lisieux.

MM. Levillain, docteur-médecin.
Notta, id.
Marais, id.
Delabordette ✻, id.
Fournet, pharmacien.
Courteille, id.
Fauque ✻, maire.
Corbière, vétérinaire.
Gillotin, manufacturier.
Rivey, secrétaire de la sous-préfecture.

Arrondissement de Pont-l'Evêque.

MM. Deleurme, ancien pharmacien.
Legouez, vétérinaire.
Mathieu, pharmacien.
Lamarre-Picquot, docteur-médecin.
Roccas, id.
Lecornu, id.

Delamotte, id.

Collard, membre de la Chambre de commerce.

Arnoux, ingénieur.

Beaudouin, vétérinaire.

Arrondissement de Vire.

MM. Barbanchon, docteur-médecin.

Ruel, id.

Lepetit, id.

Laroche-Debaise, officier de santé.

Davy, vétérinaire.

Gauthier, pharmacien.

Vaussy, id.

Jugelé, juge de paix.

Douétil, instituteur.

Monsieur le Préfet,

Messieurs,

Si l'on a eu raison de dire : « Heureux les peuples qui n'ont pas d'histoire! » l'on peut, à aussi juste titre, proclamer heureux les départements dont les annales des Conseils d'hygiène renferment peu de documents intéressants : la pauvreté en ce cas prouve la richesse du pays, et nous devons nous féliciter de l'obligation où nous sommes de compulser nos comptes rendus pendant une période de dix années pour réunir un faisceau de faits dignes d'être mis sous les yeux de S. Exc. le ministre de l'agriculture et du commerce.

Le département du Calvados est une contrée privilégiée, où vit une population généralement robuste, au milieu de bonnes conditions hygiéniques, améliorées chaque jour par les soins d'une administration éclairée et pleine de sollicitude pour le bien-être des habitants; aussi les endémies qui jadis désolaient certaines localités se sont-elles considérablement affaiblies. Les vallées de la Dives, de la Touques, de l'Aure inférieure, quoiqu'elles ne soient pas complétement exemptes de fièvres paludéennes, en offrent des cas moins fréquents et moins graves; cette terrible suette des Picards, qui avait envahi notre contrée vers le milieu du siècle dernier, et dont un historien normand, Le Pecq de La Clôture, docteur régent de la Faculté de Caen, nous a tracé un tableau si saisissant et si lugubre, la suette miliaire ne se montre qn'à de rares intervalles et avec un caractère de bénignité qui ferait presque douter de sa parenté avec cette maladie dont le nom suffisait autrefois pour porter l'épouvante dans les villes et surtout dans les campagnes.

Livrés, pour la plupart, aux travaux extérieurs, les habitants du Calvados vivent épars. Les arrondissements de Lisieux, Vire et Falaise renferment seuls des fabriques où sont agglomérées quelques centaines d'individus. Les dentellières de la plaine de Caen se réunissent ordinairement pendant les longues veillées de l'hiver. Les laboureurs, les herbagers, les pêcheurs, les bûcherons, les tailleurs de pierre, etc., passent leur vie en plein air; leur milieu n'est point imprégné de ces miasmes somatiques, produits de l'encombrement, qui engendrent les fièvres typhiques dont le nombre et l'intensité ont sensiblement diminué depuis un quart de siècle.

La grande maladie moderne, que l'on pourrait appeler *domina morborum*, évidemment inconnue aux générations qui nous ont précédé, le choléra, dans les quatre apparitions qu'il a faites dans notre pays, nous a fait payer un tribut relativement faible, si on le compare à celui qu'il a levé dans d'autres contrées.

Les inflammations couenneuses, qui jadis étaient désignées sous un autre nom, sont encore aujourd'hui le fléau le plus redoutable de l'enfance, mais l'âge adulte échappe presque toujours à leur atteinte.

L'usage général de la vaccine, celui moins pratiqué de la revaccination, ont atténué les épidémies de variole.

Nonobstant ces heureuses conditions, les Conseils d'hygiène du département ne sont pas restés oisifs.

A côté des conquêtes de l'hygiène, nous devons avouer qu'il reste encore beaucoup à faire aux Conseils de salubrité pour répandre au sein des masses les vraies notions du bien-être. Malgré les efforts incessants de la science, combien sont déplorables et funestes les effets de l'abus des alcooliques! quelle dégradation physique et morale n'en résulte-t-il pas chaque jour! que dire de l'incurie avec laquelle sont construites et tenues les habitations, surtout dans les villages! mauvaise exposition, aménagement vicieux des maisons que l'on n'aborde qu'en passant sur des fumiers et des débris organiques de toute sorte.

L'exposé que nous allons faire des travaux des Conseils d'hygiène du département du Calvados, et en particulier du Conseil central, va démontrer les tentatives souvent répétées, mais aussi souvent infructueuses, qui ont été faites pour remédier à ce fâcheux état de choses.

Nous devons encore signaler, dans ce court aperçu général, et mettre en évidence les vœux stériles émis par le Conseil central pour la purification des cours d'eau qui traversent la ville de Caen, cours d'eau dans lesquels se déversent les immondices de toute nature, de sorte que ces artères de la cité sont transformées en véritables cloaques.

Essayer de démontrer la haute portée des fonctions qui nous ont été conférées par le décret de réorganisation de l'année 1848, serait une entreprise trop facile et bien inutile dans une œuvre semblable, qui a précisément pour but de mettre au jour les travaux des conseils institués auprès de l'autorité et pour l'éclairer et pour l'avertir. Nous devons remercier le Gouvernement d'avoir étendu nos attributions, de nous avoir accordé le droit d'initiative qui nous permet, sentinelles vigilantes, de donner l'éveil au moindre danger. Nous pouvons avouer sans flatterie que nous avons eu rarement l'occasion d'user de ce droit dans ce département, à la tête duquel se trouve un administrateur aussi empressé de nous soumettre toutes les questions qui intéressent la santé publique.

On ne peut nier que cette vigilance de l'autorité appuyée sur les hommes de science n'ait contribué pour une grande part à reculer les limites de la vie humaine. L'hygiène surveille déjà l'humanité au sein maternel, elle la couvre de sa protection pendant les années si périlleuses de l'enfance, elle conjure les orages de l'adolescence, elle sait régler l'usage des forces de l'adulte, elle soutient la démarche vacillante de la vieillesse, elle veille même à ce que la dépouille mortelle de l'homme ne devienne pas un foyer empoisonné pour les survivants. Son action manifeste ou occulte est incessante; elle n'attend pas qu'on réclame son intervention, elle sait prévoir et prévenir, agissant souvent pour le bien général contre les abus, les préjugés, les intérêts vils et bas de quelques-uns.

Nous sommes persuadés qu'elle parviendra un jour, en propageant ses saines doctrines, à déraciner ces vieilles erreurs, héritage de la barbarie du moyen âge, la foi dans les rebouteurs, dans ces recettes empiriques, bonnes pour tous les maux, dans ces pratiques, dont la cupidité se couvre d'un faux zèle, dont l'ineptie le dispute à la témérité, et que nous sommes toujours surpris de voir dans des mains consacrées pour un but plus noble et plus pur. Je ne dirai pas : jetons un voile sur ces misères, mais je dirai bien plutôt : démasquons la conduite répréhensible de ceux qui, abusant de la crédulité populaire, feignent d'ignorer que ce n'est qu'à forces d'études et de veilles qu'on parvient à mériter le titre de guérisseur, en lui-même si honorable, mais aujourd'hui si mal porté. Les Conseils d'hygiène chargés de protéger la vie humaine, doivent s'opposer à ce qu'un art si délicat et si difficile (l'art de guérir), soit envahi par l'ignorance et la mauvaise foi, dont les fallacieuses promesses font encore tant de victime dans notre siècle de lumière.

Si le décret du 18 décembre 1848 a inauguré une ère nouvelle pour les Conseils d'hygiène, en donnant une périodicité régulière aux séances, en accordant le droit à chacun des membres de soumettre aux délibérations tel sujet qui lui convient, il ne faudrait pas croire qu'auparavant l'Administration ait négligé de consulter les hommes compétents dans les questions de salubrité publique. La Société de Médecine de Caen avait été instituée non-seulement pour s'occuper de la pratique médicale, elle devait aussi remplir, auprès de l'autorité, les fonctions qui aujourd'hui sont dévolues aux Conseils d'hygiène. Plusieurs fois elle a rempli avec distinction, et au grand profit de tous, cet honorable mandat ; les épidémies surtout ont été l'objet de ses études et ses *Annales* contiennent des renseignements bons à consulter.

Je crois qu'il est inutile de reproduire ici le décret et les circulaires ministérielles qui ont défini les attributions des Conseils d'hygiène et de salubrité; leur lecture montre la sagesse et la haute prévoyance des prescriptions qui s'y trouvent renfermées et dont l'application a été un véritable bienfait social, lorsqu'elle n'a pas été entravée par des intérêts individuels.

Le département du Calvados contenant six arrondissements : Caen, Lisieux, Falaise, Vire, Bayeux et Pont-l'Évêque, nous aurons à passer en revue les travaux des Conseils d'hygiène et de salubrité de chacun de ces arrondissements ; celui de l'arrondissement de Caen étant en même temps Conseil central, nous croyons devoir nous occuper d'abord de ce qui le concerne.

CONSEIL D'HYGIÈNE

DE L'ARRONDISSEMENT DE CAEN

Remplissant les fonctions de Conseil central du Calvados

Superficie : 110,366 hectares.— Population : 136,424 habitants

Avant d'exposer le résultat de nos travaux, je dois mentionner la perte regrettable que nous avons faite. dans les dix dernières années, de trois de nos collègues,

Le Docteur Le Bidois nous a été enlevé au moment où il venait d'être nommé chevalier de la Légion d'honneur. Nous avions applaudi en lui voyant décerner cette récompense, un peu tardive, hélas ! si bien méritée par une vie éminemment honorable. Une légère infirmité avait empêché à notre vénéré confrère de se livrer à la pratique de la médecine, mais nul ne savait mieux que lui traiter avec toute l'extension qu'il comporte, avec une méthode et une précision rares un sujet scientifique circonscrit, et ses rapports médico-légaux sont restés des modèles de netteté et de circonspection.

M. Roger de la Chouquais, président de chambre à la Cour impériale de Caen, a été longtemps notre vice-président. Il apportait au milieu de nous l'attention, l'assiduité, la bienveillance qu'il a montrées dans le cours de sa longue vie de magistrat. Quoique étranger par ses études aux questions de science, il en saisissait vite le côté pratique, et souvent il rappelait les lois et règlements qui nous régissent.

Le Docteur Jules Le Cœur a rempli pendant sept ans les fonctions de secrétaire du Conseil, et à ce titre il a réuni une partie des matériaux dans lesquels nous avons puisé pour composer ce Recueil. Il apportait dans cette mission l'activité, le zèle qu'il a déployés dans sa trop courte carrière. Nous nous rappelons tous l'ardeur avec laquelle il abordait l'étude de toutes les découvertes scientifiques, de tous les aperçus nouveaux. C'était un vrai chercheur, et il a touché a beaucoup de questions théoriques ou pratiques de l'art moderne; les nombreuses médailles dont il a été décoré démontrent la fécondité de son esprit investigateur.

Malgré une constitution athlétique, la mort nous l'a ravi à un âge où il pouvait espérer de longs jours.

Nous suivrons le classement indiqué dans le tableau de l'année 1866 adopté par M. le Ministre de l'agriculture et du commerce pour les établissements dangereux, insalubres et incommodes. Quant aux autres questions qui ne peuvent être rangées dans ces trois classes, nous les exposerons, autant que possible, suivant leur ordre de date.

Nos prédécesseurs n'ayant pas publié nos comptes rendus, nous avons pensé que le dépouillement de nos procès-verbaux depuis le 1er janvier 1858 jusqu'au 1er janvier 1868, suffirait pour montrer la manière dont nous nous sommes acquittés de l'importante mission qui nous est confiée.

ÉTABLISSEMENS DE 1RE CLASSE

Demande en autorisation d'exercer la profession de tripiers

Dans la séance du 26 janvier 1859, la demande des sieurs Viel et Michin, demeurant rue Pailleuse; la veuve Bonnel et le sieur Marc, demeurant rue de la Boucherie, qui s'étaient adressés à M. le Préfet afin d'être autorisés à continuer leur profession de tripiers dans les maisons qu'ils occupent, a été rejetée par cette considération que ce genre d'industrie est un objet de dégoût pour le voisinage; que, du reste, il existe aux Abattoirs publics des dispositions spéciales pour cette espèce de manipulation.

Dans la séance du 19 février 1867, M. Halbique lit le

rapport suivant sur une pareille demande du sieur Crevel, rue de la Motte.

RAPPORT DE M. HALBIQUE.

Messieurs,

Dans la séance du 5 février dernier, vous avez nommé une commission de trois membres : MM. Denis-Dumont, Bin-Dupart et Halbique, rapporteur.

La commission s'est transportée, le 9 février, chez M. Crevel, rue de la Motte, n° 4, pour visiter son établissement.

En entrant dans le jardin, elle a remarqué plusieurs baquets placés les uns auprès des autres, les uns remplis de tripes lavées, d'autres en macération, d'autres enfin soumises au grattage, desquels baquets s'échappait peu d'odeur parce que l'eau venait probablement d'être renouvelée. Il n'en était pas de même dans le jardin, à droite, où se trouve l'échaudoir du sieur Crevel : l'appartement est petit, bas, éclairé par une croisée fermée ; le sol, plus bas que le jardin, était couvert de débris de matières organiques, de cornes brûlées, nageant dans un liquide épais, répandant une odeur fétide et nauséabonde, qui, réunie à l'évaporation d'autres parties de tripes, de pieds de veau contenus dans l'échaudoir, produisaient des émanations insupportables.

Cet échaudoir pourrait être moins incommode pour le voisinage, si l'on établissait un tirage et si l'on élevait le conduit de la cheminée. Quant aux eaux de lavage qu'il est défendu de faire écouler dans la rue, elles tiennent en suspension des parties qui ont été grattées et qui sont répandues sur le sol du jardin. Il faudrait mettre un terme à cet état de choses, car ces matières animales, en se décomposant, produisent des miasmes dangereux pour le voisinage.

En agissant ainsi, M. Crevel est en contravention avec l'article 10 de l'ordonnance du 11 octobre 1831, concernant les mesures de salubrité à observer dans les triperies. Cet article est ainsi conçu : « Il leur est expressé-
« ment défendu de jeter dans le passage ou sur le sol
« des places les marchandises avariées ou les débris
« quelconques; ils devront les conserver dans des seaux
« ou baquets qu'ils auront soin de faire enlever tous les
« jours ou de vider dans des voitures de nettoiement à
« leur passage, etc. »

M. Crevel était absent, et Madame Crevel nous a déclaré que son mari devait faire creuser un puisard pour recevoir les eaux de lavage.

L'administration ayant défendu, il y a quelques années, au sieur Rivière, rue de la Boucherie, d'exercer ce genre d'industrie dans sa maison, à cause des exhalaisons méphitiques qui incommodaient le voisinage, nous pensons qu'il n'y a pas lieu d'autoriser le sieur Crevel à continuer ce même travail dans la rue de la Motte.

Après une courte discussion, le Conseil décide qu'il n'y a pas lieu à autoriser le sieur Crevel à maintenir son établissement dans les conditions où il se trouve. Quelque amélioration qu'on y apportât, il serait impossible d'en supprimer les inconvénients.

DISTILLERIE D'HUILE DE PÉTROLE.

Dans la séance du 14 juillet 1863, le Conseil s'occupe d'une demande du sieur Pitel, à l'effet d'obtenir l'autorisation d'établir, rue du Général-Decaen, une usine pour la distillation de l'huile de pétrole.

Cette demande, à laquelle sont annexés et compris au dossier : 1° l'état des lieux et un dessin de l'appareil devant servir à cette distillerie, a été renvoyée le 8 juin à M. le Maire de Caen.

Une enquête par devant le Commissaire central a été, le 13 du même mois, annoncée par affiches: elle a duré dix jours et n'a donné aucune adhésion; bien au contraire, six des propriétaires les plus voisins ont déclaré faire l'opposition la plus formelle à ce projet d'établissement.

L'avis de M. le Maire de Caen ne lui est pas moins défavorable.

Vu les pièces relatées,

Considérant que les établissements de ce genre sont au plus au haut degré incommodes, insalubres et dangereux en raison des nombreuses chances d'incendie que présentent ces sortes de manipulations, et qu'en aucun état de choses ils ne doivent être tolérés au sein des villes;

Considérant que ce demandeur ne remplit aucune des conditions exigibles,

Déclare à l'unanimité, que la demande doit être rejetée.

BASSINS POUR DÉPOT DE VIDANGES DE FOSSES D'AISANCES.

Dans la séance du 12 mai 1863, le Conseil a eu a examiner une demande du sieur Le Bailly fils, fabricant d'engrais, rue Branville, à Caen, à l'effet d'obtenir l'autorisation nécessaire pour le dépôt et la dessiccation de vidanges de fosses d'aisances avec réduction de ces matières en poudrette, dans un terrain qu'il a loué du sieur Vassal, terrain situé entre les routes de Falaise et de Harcourt.

Déjà, dans la séance du 10 décembre 1862, le Conseil d'hygiène avait eu à s'occuper de la même question, et sur le rapport de M. Berjot, avait conclu au point de vue de l'innocuité pour la salubrité publique, à l'autorisation de la concession demandée, mais sur un autre terrain voisin de celui dont il s'agit ici, terrain appartenant aux hospices, dont les administrateurs n'ont pas permis à M. Le Bailly de fonder un pareil établissement sur la terre qu'ils lui avaient louée.

Aujourd'hui le sieur Le Bailly se présente dans de nouvelles conditions. Il a l'autorisation du propriétaire du terrain qui se trouve à plus de 500 mètres des routes et habitations.

Toutes les formalités ayant été remplies,

Le Conseil, après un mûr examen de toutes les circonstances dans lesquelles le demandeur se trouvera placé,

Considérant que déjà dans la séance du 10 décembre 1862, il a résolu cette question en faveur du permissionnaire;

Considérant que dans sa nouvelle demande, le sieur Le Bailly satisfait aux prescriptions légales;

Considérant que les opposants dans le premier projet, ont donné main-levée de leur opposition;

Déclare qu'il y a lieu d'accorder l'autorisation demandée, mais en adjurant l'Administration d'exercer sur ces établissements une surveillance incessante, et en astreignant les industriels à des désinfections aussi complètes que possible, et à employer, pour arriver à ce but tous les moyens que possède aujourd'hui la science ou qu'elle pourra trouver à l'avenir.

USINE DU MOULIN-AU-ROI DU SIEUR LEBRUN

Dans la séance du 8 mai 1866, le Conseil a été saisi de la question de l'établissement du sieur Lebrun, sur le territoire de la ville de Caen, au point nommé le Moulin-au-Roi.

Le sieur Lebrun, propriétaire de cet établissement depuis longtemps toléré, mais non autorisé, a adressé à M. le Préfet une demande ayant pour but de continuer la fabrication d'engrais animalisé, au moyen des matières des fosses d'aisances et des débris provenants d'un atelier d'équarrissage placé audit lieu.

Les pièces contenues dans le dossier de cette affaire sont lues et appréciées par le Conseil. Les principaux documents sont :

1° La demande en autorisation du sieur Lebrun avec le plan de son usine;

2° L'avis négatif du comité des arts et manufactures qui, à la date du 18 mai 1848, repoussant la pétition du sieur Dupaigne, qui désirait établir, au Moulin-au-Roi, la même fabrication aujourd'hui en question;

3° Les résultats de l'enquête de *commodo* et *incommodo* ouverte au commissariat central depuis le 19 mars jusqu'au 18 avril 1866;

4° Une contre-enquête provoquée par le sieur Lebrun.

Le Conseil, voulant juger *de visu* de la disposition de cet établissement, décide qu'il se transportera immédiatement sur les lieux où il arrive à trois heures. Il est reçu par le sieur Lebrun, qui s'empresse de donner toutes les explications désirables.

Après une minutieuse visite de l'usine, une commission composée de MM. Vastel, Lechevallier, Halbique, Berjot et Maheut, est chargée de rédiger un rapport sur la situation de cette fabrique.

Dans la séance du 19 mai 1866, M. Maheut, nommé rapporteur par la commission de l'usine du Moulin-au-Roi, fait la lecture suivante :

RAPPORT DE M. MAHEUT.

Messieurs,

A l'occasion de la dernière épidémie cholérique, M. le Préfet, dont la sollicitude pour la santé de ses administrés est toujours en éveil, chargea une commission prise en dehors du Conseil d'hygiène, de visiter deux usines d'engrais animalisé, l'une située entre les routes de Falaise et de Paris, nommée le Mottet-d'Argences, l'autre sur le coteau qui domine la ville au nord, et nommée le Moulin-au-Roi, et de lui faire connaître les dangers que de pareils établissements pourraient faire courir aux habitations voisines.

Dans ces lieux sont des chantiers d'équarrissage où l'on abat les animaux dont la chair est soumise à la coction pour être ensuite réduite en engrais, et des bassins où sont déposées et desséchées les vidanges des fosses d'aisances. Il résulte du procès-verbal rédigé par ladite commission que l'établissement du Mottet-d'Argences se trouve dans de bonnes conditions, que les inconvénients inséparables de ce genre d'industrie sont combattus efficacement par l'heureuse disposition du local et par les soins éclairés du directeur.

Il en fut autrement du Moulin-au-Roi; voici l'opinion émise par la commission spéciale d'inspection :

Là, nous avons pénétré dans un vaste foyer d'infection; tout y annonce le laisser aller; la cour était sale : sang répandu sur le sol; débris de chairs partout; cuvettes non murées, tendant à tomber en ruine; appartements insuffisants, bas, étroits, contenant, les uns, des os à demi desséchés; les autres, de la chair cuite; à cent mètres sont des cuvettes en très-mauvais état, non cimentées, non maçonnées, en pleine campagne et renfermant des matières de fosses d'aisances.

La commission demande la suppression de cet établissement. Tel fut le résultat d'une visite extemporanée dans cette usine à l'époque où l'atelier d'équarrissage était en activité.

A la suite de ce rapport, M. le Préfet, par le ministère de M. le Commissaire central, enjoignit au sieur Lebrun, propriétaire actuel de l'usine du Moulin-au-Roi, de faire disparaître dans le délai de deux mois, les bassins contenant des matières fécales et son clos d'équarrissage non autorisés, établis en dehors de tous les règlements de police; en effet, le sieur Dupaigne, ex-propriétaire, n'avait été autorisé par arrêté préfectoral en date du 10 janvier 1848, qu'à établir un atelier destiné à la pulvérisation des débris d'objets en laine ou en cuir, sa demande pour l'établissement d'un chantier d'équarrissage et d'une fabrique de poudrette ayant été rejetée par le Comité consultatif des arts et manufactures, à la date du 18 mai 1848.

Le Conseil d'hygiène, sur la convocation de M. le Préfet, s'est réuni le 8 mai présent mois.

Il a pris connaissance de toutes les pièces relatives à cette affaire, notamment:

Des résultats de l'enquête ouverte le 19 mars et fermée le 18 avril de cette année devant M le Commissaire central, où se trouvent les réclamations récentes et anciennes des habitants voisins contre l'existence de cette usine.

L'enquête a constaté l'opposition formelle de presque tous les habitants notables des quartiers Saint-Julien et Saint-Gilles. Plusieurs personnes éloignées de cette usine déclarent qu'elles ont été fortement incommodées par l'odeur infecte qui est projetée par le Moulin-au-Roi, sur la route de Caen à la mer; elles font observer que cette route est parcourue dans l'été par un grand nombre de touristes se rendant sur nos plages, et de pèlerins allant à la Délivrande; que par les vents du nord-ouest qui soufflent si fréquemment dans notre contrée les émanations méphitiques sont portées sur le quartier Saint-Gilles, et conséquemment sur l'Hôtel-Dieu, où elles peuvent nuire aux malades.

Un habitant fait remarquer que des mouches qui ont butiné sur les cadavres d'animaux en putréfaction ou sur des débris organiques mal dénaturés, se répandent dans le voisinage et peuvent occasionner des maladies charbonneuses sur l'homme et sur les animaux domestiques.

Le directeur du Jardin botanique affirme que par le vent du Nord l'air de cette promenade est véritablement empesté dans certaines saisons.

Le sieur Lebrun produit une pièce contenant beaucoup de signatures de personnes, pour la plupart inconnues ou résidant dans des quartiers éloignés, qui certifient qu'elles n'ont jamais été incommodées par le susdit établissement.

Après la lecture de ces documents, le Conseil, voulant s'éclairer sur l'état et la disposition de l'usine du Moulin-au-Roi, décide qu'il s'y transportera immédiatement. Il s'y est rendu à 3 heures de relevée, et a été reçu par M. Lebrun qui s'est empressé de donner toutes les explications nécessaires.

Il est inutile de décrire cet établissement puisque le plan se trouve dans le dossier.

Disons seulement que la cour était propre, que les hangars remplis de matières réduites en engrais exhalaient une odeur forte indiquant leur provenance. Le sol de la salle mal fermée où étaient abattus et dépouillés les animaux est en terre, il n'y a pas de dallage; une cuvette où le sang était reçu est à ciel ouvert; l'équarrissage est supprimé depuis deux mois.

Les bassins destinés à la fabrication de la poudrette sont placés en pleine campagne, en pleine terre; ils sont remplis de matériaux exhalant sous le vent une odeur repoussante; les procédés de désinfection sont certainement ou défectueux ou insuffisants.

Le Conseil d'hygiène a nommé une commission composée de MM. Vastel, Le Chevallier, Halbique, Berjot et Maheut pour faire un rapport sur ce sujet.

Cette commisson s'est réunie le 15 courant sous la présidence de M. Vastel, et de la discussion approfondie à laquelle elle s'est livrée, est sortie une opinion unanime: que l'état des choses actuel de l'usine du Moulin-au-Roi ne peut être toléré; de l'aveu même du directeur, les cadavres d'animaux ne sont pas toujours dénaturés dans la journée de leur arrivée, la seule chaudière de l'établissement ne pouvant suffire à la coction d'une grande masse de chairs; de leur entassement, de leur séjour prolongé doit résulter une putréfaction qui, dans les saisons chaudes, produit le dégagement de miasmes emminemment insalubres, et pour peu qu'il y ait d'incurie et de malpropreté (ce dont la Conseil n'a pu juger, puisque l'équarrissage est supprimé depuis le mois de février dernier), il y a là un foyer d'infection d'autant plus à craindre que l'eau est rare, le puits se trouvant à plus de 50 mètres de profondeur.

M. Maheut a été nommé rapporteur de la commission, dont le travail peut ainsi se résumer.

Un membre, qui maintes fois a été frappé de la mauvaise odeur provenant de l'usine du Moulin-au-Roi dans les rues Malfilâtre, de la Poudrière, du Costil, des Carrières-Saint-Julien, venelle Haldot, etc., demande que cette usine soit portée à deux ou trois cents mètres plus au Nord, dans la direction où se trouvent les bassins pour la fabrication de la poudrette. Les considérations qu'il fait valoir en faveur de sa manière de voir sont les suivantes:

La parfaite honorabilité des réclamants dont quelques-uns n'ont cessé de protester depuis son origine contre cet établissement, l'expérience que chacun a pu faire en passant sur les routes voisines, la nature des opérations qui se pratiquent dans les clos d'équarrissage que M. Tardieu a ainsi qualifiés : « Le spectacle hideux, l'odeur infecte, inséparables jusqu'ici de pareils établissements, les rendent fort incommodes pour les villes qui, si elles ne peuvent les maintenir dans leur enceinte, sont obligées de les conserver à leurs portes. » Pour tous ces, motifs on ne peut douter des inconvénients qui résultent pour les habitations voisines d'une pareille industrie. Le Conseil n'a pas à se préoccuper des intérêts du sieur Lebrun, qui a toujours exercé son commerce sans autorisation et qui est dans la même position que tout individu qui demanderait à fonder une usine de cette nature. Dans ce dernier cas, le Conseil hésiterait-il à repousser à 200 ou 300 mètres plus loin, sur un point non culminant et dominant la ville de Caen, un établissement rangé dans la première classe des usines insalubres; il est certain que le sieur Lebrun ne peut invoquer le droit de possession.

Le Conseil d'hygiène, qui se compose en majeure partie de médecins, se montrerait-il moins soucieux de la salubrité publique que le Comité consultatif des arts et manufactures qui a repoussé la demande du sieur Dupaigne.

L'autorisation une fois accordée, si les mêmes inconvénients persistaient après les conditions que l'on peut exiger du propriétaire, il serait très-difficile d'y remédier, tandis qu'aujourd'hui la tâche est plus facile, et de cette façon l'on donnerait satisfaction à l'opinion publique qui s'inquiète beaucoup des daugers qui résultent de cette usine.

Cette opinion n'a pas prévalu : la majorité de la commission a pensé qu'avec des améliorations dans le local et qu'en employant mieux les désinfectants on pourrait faire cesser les motifs des plaintes légitimes qui ont été signalées dans l'enquête.

Voici les considérants qui ont fait voter la majorité en faveur de la conservation de l'usine de M. Lebrun mieux réglementée.

Il est nécessaire qu'il y ait aux abords des villes des chantiers d'équarrissage, et des fabriques réduisant en engrais les vidanges des fosses d'aisances et généralement toutes les matières organiques corrompues.

Il serait dangereux pour la salubrité publique que ces matières fussent transportées à de grandes distances; du reste on ne trouverait pas d'industriels qui voulussent utiliser ces débris à ces conditions onéreuses.

Il est bon que dans notre ville étroite et très-étendue de l'est à l'ouest qu'il y ait des moyens de se débarrasser promptement des matériaux nuisibles à la santé des habitants; il serait regrettable qu'il n'y eût qu'une voirie où l'on n'arriverait d'une des extrémités de la ville qu'en la faisant parcourir dans toute sa longueur par les tombereaux des vidangeurs et des équarrisseurs. Cet inconvénient serait plus grand en temps d'épidémie.

L'usine du Moulin-au-Roi peut desservir l'ouest et le centre de notre cité; elle est placée à la distance réglementaire des habitations; elle est à la vérité longée par des routes très-fréquentées mais à ce titre elle se trouve dans les mêmes conditions que les fumiers publics où l'on dépose les immondices des rues, et qui dégagent des exhalaisons aussi désagréables.

Si l'on parvient, par un meilleur aménagement, par l'emploi plus répandu des désinfectants à empêcher le dégagement du gaz délétère; cet établissement rendra de grands services au point de vue de l'hygiène publique.

Le Conseil ne peut entrer dans le détail des changements qu'il faudrait faire subir aux bâtiments; l'Autorité devra s'adresser à des hommes spéciaux; par exemple à M. l'ingénieur des mines, et forcer le sieur Lebrun à l'exécuter dans un bref délai.

Voici les principaux *desiderata* que l'on trouve dans une circulaire ministérielle en date du 15 décembre 1852, concernant ces établissements insalubres.

Conditions à imposer pour les clos d'équarrissage:

1° Clore de murs et entourer d'arbres l'établissement;

2° Paver les cours intérieures, daller les caves à abattre les animaux, et y opérer de fréquents lavages;

3° Garnir de dalles cimentées à la chaux hydraulique jusqu'à 1 mètre de hauteur le pourtour de l'atelier d'abattage et celui qui est destiné à la cuisson;

4° Recevoir les matières liquides résultant du travail de l'équarrissage dans des citernes voûtées et closes; soumettre les chairs et autres matières animales à une dessiccation suffisante pour quelles ne soient plus sujettes à se corrompre;

5° Ne faire dans l'établissement aucune accumulation d'os ou de résidus;

6° Faire la cuisson dans des vases clos dans les vingt-quatre heures qui suivent l'abattage;

7° Ne transporter les animaux morts à l'équarrissage

que dans des voitures fermées munies d'une plaque indiquant leur destination.

Quant à la fabrique de poudrette, [voici ce qu'il y a désirer :

1° Désinfecter les matières fécales dans les fosses d'aisances, et les transporter dans des tonneaux hermétiquement fermés ;

2° Déposer les matières des fosses recouvertes de hangars, les couvrir de charbon pulvérisé ;

3° Construire les fosses destinées à les recevoir en maçonnerie et les cimenter de manière à empêcher les liquides de s'infiltrer dans les terres et d'infecter les nappes d'eau souterraines.

4° Déposer sous des hangars et à l'abri de l'humidité les matières converties en engrais. Voilà les conditions que la commission désire que l'on impose an sieur Lebrun, et s'il s'y conforme exactement, elle pense que son établissement ne peut faire courir aucun danger à la santé publique.

Elle engage donc M. le Préfet à faire surveiller rigoureusement les opérations qui se pratiqueront dans cette usine et à la faire fermer s'il s'y commettait des infractions aux règles établies et ci-dessus mentionnées.

Les membres de la commission ont approuvé ledit Rapport qui devra être lu devant le Conseil. Ont signé : Berjot, Halbique, Lechevallier et Maheut. M. Vastel n'a pu assister à la séance de la commission.

Après la lecture de ce Rapport, une discussion s'engage sur le point de savoir si l'usine du Moulin-au-Roi sera conservée en faisant des changements nécessaires ou si elle sera fermée.

Huit voix se prononçant pour la conservation de l'usine, deux voix seulement pour sa fermeture. Voici l'avis que la majorité du Conseil, a l'honneur de transmettre à M. le Préfet :

Accorder à M. Lebrun l'autorisation demandée en lui imposant les conditions indiquées dans la circulaire ministérielle du 15 décembre 1852, reproduite dans le Rapport de la commission ; exiger une clôture autour des bassins destinés à la fabrication de la poudrette et qui se trouvent en dehors de l'établissement.

Le Conseil émet le vœu que les mêmes règles soient imposées aux autres établissements de même nature, et elle prie M. le Préfet de les faire surveiller aussi activement.

CLOS D'EQUARRISSAGE

DANS LA COMMUNE DE MOULT

Dans la séance du 13 août 1866, M. le Préfet transmet au Conseil le dossier concernant un projet d'établissement d'un clos d'équarrissage dans la commune de Moult, sur un champ nommé le Clos-l'Hérondelle, contigu à la ligne ferrée de Caen à Paris, au chemin de Vimont à Airan, et à celui de Moult à Billy.

Une enquête de *commodo* et *incommodo*, ouverte à la Mairie de Moult le 30 mai, a provoqué la protestation contre le projet d'établissement, des maires d'Argences, Billy, Airan, de Chicheboville et d'un grand nombre d'habitants de ces communes, notamment du chef de la gare de Moult et de ses employés.

Le Conseil a pensé que l'autorisation demandée ne devait pas être accordée par les considérations suivantes :

Le Conseil est bien pénétré de l'utilité de ces établissements au point de vue de l'ugriculture et de l'hygiène publique ; il trouve le val des Dunes un lieu bien convenable, le sol a peu de valeur, il y a peu de plantations, l'air s'y renouvelle facilement. Seulement il faut convenir que la place indiquée par le sieur Godard, circonscrite par trois voies de communication, est mal choisie ; la ligne ferrée de Caen à Paris est sans cesse parcourue par des masses de voyageurs : une des routes, celle de Billy, est établie sur un grand remblai, ce qui la rendrait très-dangereuse s'il existait là un clos d équarrissage dont les émanations pourraient impressionner les chevaux.

Vu la proximité de la gare de Moult, les voyageurs ; qui assez souvent attendent longtemps certains trains, seraient incommodés par l'odeur qu'enverrait les vents du sud et du sud-est.

PROJET DE FABRIQUE D'ENGRAIS ANIMAL
A LA MALADRERIE, PRÈS CAEN.

Dans la séance du 12 novembre 1867, le Conseil est saisi d'une demande du sieur Strassery et Cie, qui se propose d'établir, à La Maladrerie, une fabrique d'engrais animal.

Le dossier est remis à une Commission chargée de faire un rapport sur cette affaire.

Dans la séance du 26 novembre 1867, M. Roulland fait le rapport suivant :

RAPPORT SUR LA DEMANDE DE M. STRASSERY.

MESSIEURS,

MM. Strassery et Cie ont adressé, le 29 août 1867, à M. le Préfet du Calvados, une demande à l'effet d'obtenir l'autorisation d'établir, à La Maladrerie, une fabrique d'engrais animal. Cette demande a été renvoyée au Conseil d'hygiène et de salubrité publique, pour qu'il ait à donner son avis. Vous avez chargé une Commission composée de MM. Vastel, vice-président du Conseil, Maheut, secrétaire, Halbique, Bin-Dupart et Roulland, de vous faire un rapport sur cette affaire. Je viens aujourd'hui vous communiquer le résultat de ses études et de ses délibérations.

Votre Commission a pris connaissance des pièces du dossier; elle s'est transportée sur les lieux où doit être établie la fabrique, et a vu fonctionner devant elle un appareil placé dans les chantiers du sieur Lelièvre, et analogue à celui qui doit être mis en usage dans la fabrique de MM. Strassery.

Il s'agit bien, Messieurs, de l'établissement d'une *fabrique d'engrais animal*. Il ne saurait à cet égard y avoir de doute; MM. Strassery disent, en effet, dans leur demande, qu'ils se proposent la fabrication d'un engrais composé de poudre d'os et de corne. Or, les fabriques d'engrais animal sont classées, par le décret du 31 décembre 1866, dans la première catégorie des établissements insalubres, incommodes ou dangereux; c'est-à-dire dans la catégorie où se trouvent comprises les industries soumises, pour leur autorisation, à des règles, à des exigences spéciales. Ces industries doivent être éloignées des habitations, et la distance à laquelle elles peuvent en être placées doit être fixée par l'Autorité locale. Or, quelle serait la situation de l'établissement projeté? C'est au centre même de La Maladrerie, sur la rue principale du village, à proximité de grands établissements publics et privés qu'on veut le placer. Ainsi, la largeur seule de la rue, 12 mètres, séparerait la fabrique Strassery des habitations qui bordent le côté droit de la rue; elle se trouverait à 58 mètres de la maison centale de détention de Beaulieu; à 104 mètres de la maison d'éducation de Sainte-Marie, et à pareille distance environ de la caserne d'infanterie. Cette situation a suffi pour jeter l'inquiétude dans la population de La Maladrerie, et elle est venue pour ainsi dire en masse, protester à l'enquête. Le dossier comprend, en effet, non-seulement les protestations des propriétaires voisins, mais celle de M. le Directeur de Beaulieu, et elle se distingue entre toutes par la netteté et la force des arguments qu'elle contient ; celle aussi de M. le Commandant du Génie, à Caen ; celle enfin de MM. les Directeurs de l'institution Sainte-Marie.

Ces proteetations devaient appeler de la part de notre Commission un sérieux examen de la question. Aussi a-t-elle voulu s'entourer de tous les renseignements possibles: elle a entendu M. Strassery lui-même; elle a vu le lieu où doit être établie la fabrique; elle s'est rendu compte par elle-même des opérations de la fabrication.

Les lieux, vous les connaissez; les opérations, voici en quoi elles consistent: d'une part, dépôt d'os et de cornes, broyage et pulvérisation de ces cornes, sabots et onglons; de l'autre, dégraissage, dessication et broyage des os.

Les opérations auxquelles sont soumis les sabots, cornes et onglons, ne paraissent pas avoir d'inconvénients sérieux, bien que votre Commission n'ose affirmer que l'accumulation de ces matières animales en grande quantité ne puisse laisser dégager des odeurs incommodes. Mais que penser des opérations qui se pratiquent sur les os? D'abord il y aura toujours dépôt d'os ; ce dépôt sera souvent considérable, car la fabrique ne devant pas marcher toute l'année sans discontinuer, il sera nécessaire de l'approvisionner à l'avance, quelquefois longtemps à l'avance, pour pouvoir suffire à certaines époques aux exigences de la consommation. Ce dépôt, cet amas d'os sera-t-il sans inconvénient, ne sera-t-il ni nuisible ni incommode ? Votre Commission ne saurait le penser. Le pétitionnaire dit bien que le dépôt se fera dans des bâtiments couverts, que les os ne seront pas employés à l'état frais, qu'ils seront dépouillés de leurs chairs et tendons. Mais est-il certain que même avec la meilleure intention, ces conditions, dans une fabrique importante, puissent toujours être remplies ? Il est permis d'en douter. Et alors vous comprenez combien vite se développera la putréfaction de ces matières animales, surtout pendant l'été, qui devra être l'époque la plus active de la fabrication. Comment d'ailleurs s'assurer que les conditions indiquées seront observées ? Faudra-t-il placer à demeure dans l'établissement de MM. Strassery un agent spécial chargé de la vérification de l'état des matières apportées ? En vérité, la chose n'est pas possible, et cependant ce serait la meilleure, la seule garantie de l'innocuité de ces dépôts.

Mais, admettons que les os soient dépouillés de leur chair, qu'ils soient secs, il faut, avant de les broyer et de les pulvériser, il faut les dégraisser, c'est-à-dire les priver de leurs matières grasses et gélatineuses. Pour ce faire, on les met dans une chaudière hermétiquement fermée, dont le fond est garni d'une grille, au-dessous de laquelle s'amassent la graisse et la matière gélatineuse. Nous avons vu fonctionner un petit appareil de ce genre, et cette opération ne paraîtrait pas à votre Commission avoir d'inconvénients, si elle ne doutait que la vapeur non condensée, sortant de la chaudière, ne puisse être brûlée en totalité dans le foyer de la machine, et qu'en s'échappant au dehors elle ne répandît une odeur sinon dangereuse, au moins incommode. De plus, ce dégraissage ne peut se faire, MM. Strassery le disent eux-mêmes, qu'à la condition que les os soient immergés pendant un temps convenable dans une certaine quantité d'eau additionnée de potasse. Or, que deviendront les eaux ainsi chargées de graisse et de matières gélatineuses ? Dans leur premier projet, MM. Strassery les faisaient se perdre dans un puits d'absorption placé à l'angle sud-est de leur terrain.

Cette manière d'agir devait donner lieu à de sérieux inconvénients; ces matières animales, désagrégées par l'eau et par la chaleur, deviendraient facilement putrescibles et par conséquent la source d'odeurs incommodes et même insalubres; d'un autre côté, ces eaux s'infiltrant à des profondeurs plus ou moins grandes parviendraient bientôt soit jusqu'à la nappe souterraine qui alimente les puits du voisinage, soit jusqu'à des couches imperméables moins profondes sur lesquelles elles pourraient s'étendre et se déverser peu à peu dans les mêmes puits. Ce danger a été signalé par M. le Professeur Isidore Pierre, dans la consultation qu'il a donnée à MM. Strassery ; alors ces Messieurs abandonnant leur projet de puisard, nous disent aujourd'hui qu'ils feront enlever les eaux gélatineuses et qu'ils les transporteront, en vases clos, dans l'endroit qui leur sera désigné. Mais ici encore, pour éviter les dangers que nous venons de signaler, une surveillance incessante, et par suite impossible, serait nécessaire. Que les demandeurs croient de bonne foi pouvoir remplir leur promesse, votre Commission ne veut en douter; mais elle est convaincue que, dans la pratique, la chose ne sera pas possible, pressé qu'on sera par les exigences de chaque jour, alors que la fabrication se fera sur une grande échelle.

Une troisième opération consisterait à sécher les os à l'air libre et à les laver à l'eau froide additionnée d'acide sulfurique.

Ce séchage à l'air libre est-il sans inconvénients? Votre Commission ne peut l'affirmer. En effet, les os soumis, même pendant plusieurs heures, à l'action de l'eau bouillante et de la vapeur à 110 ou 120 degrés ne seront pas privés de la totalité de gélatine qu'ils renferment, et alors il sera à craindre que des dépôts considérables ne soient encore la source d'émanations incommodes. Mais, dira-t-on peut-être, ces dépôts n'auront pas lieu, et les os privés de leurs matières organiques seront immédiatement lavés dans l'eau étendue d'acide sulfurique. Nous l'admettons, bien que la chose paraisse difficile alors qu'on opère sur de grandes quantités; et que ferez-vous de ces eaux acidulées? Les demandeurs admettent eux-mêmes que, si les eaux qui auront servi au lavage devaient s'écouler au dehors, sur la voie publique, il y aurait sujet de plaintes; mais ils ajoutent que tout grief disparaîtra si elles sont conduites dans le puits d'absorption. M. le professeur Pierre se charge lui-même de répondre à cette assertion : « L'absorption par des puisards des eaux acides provenant du lavage mérite, dit-il, une sérieuse attention. Voici ce qui se passera pendant cette absorption : Au début, sous l'influence de l'eau acide qu'il absorbera, le carbonate de chaux du sol se transformera partiellement en sulfate de chaux ; l'absorption continuant, l'acide n'agira plus qu'à une distance ou à une profondeur plus grande, là où le calcaire ne sera pas encore transformé en sulfate ; en d'autres termes, l'infiltration du liquide acide pénétrera de plus en plus loin, et il sera à craindre qu'à la fin cette infiltration ne pénètre successivement jusqu'aux nappes liquides en communication avec les puits du voisinage. »

Le savant professeur ajoute que cet inconvénient sera difficile à éviter si les liquides acides sont très-abondants. Et ils le seront, si les sieurs Strassery et Compagnie entendent donner à leur industrie un développement fructueux pour eux, utile pour l'agriculture.

Enfin, Messieurs, dans une dernière opération, les os sont concassés, puis broyés à des grosseurs diverses « pour constituer un engrais d'une efficacité plus ou moins prompte, selon les besoins. »

Le concassage et le broyage paraissent être des opérations sans inconvénients, de même que l'emmagasinage des poudres obtenues.

Nous avons suivi, vous venez de le voir, les diverses opérations auxquelles doivent être soumises les matières premières employées par MM. Strassery. Il en est qui peuvent être inoffensives, mais la plupart s'accompagnent nécessairement d'inconvénients et même de dangers qui jettent le trouble et l'inquiétude dans la population voisine de la fabrique.

D'un autre côté, si MM. Strassery obtenaient l'autorisation d'établir à la Maladrerie une *Fabrique d'engrais animal*, qui peut nous garantir qu'ils n'étendraient pas leur fabrication au delà des limites qu'ils lui assignent aujourd'hui, qu'ils ne se livreraient pas aux diverses industries comprises sous cette dénomination générique : *Fabrique d'engrais animal;* telles, par exemple, que distillation des os ou fabrication de noir d'ivoire ou animal, torréfaction des os, carbonisation des matières animales en général, etc. Leur concession à la main, ils pourraient soutenir leur droit, et il faudrait l'intervention incessante de l'administration pour les maintenir dans les limites. étroites de leur autorisation.

Enfin, Messieurs, votre Commission s'est demandé pourquoi venir ainsi installer au centre d'une population ouvrière, au voisinage d'établissements publics qui ont déjà bien assez de causes d'insalubrité, une fabrique d'engrais animal, alors qu'il est si facile de la placer dans la plaine qui avoisine la Maladrerie? Pourquoi venir inquiéter des populations toujours promptes à s'alarmer, et disposées, quelquefois avec raison, à rendre responsables des maladies épidémiques qui les frappent les établissements industriels de la nature de celui qu'il s'agit de fonder. Le Conseil d'hygiène, gardien vigilant de la santé publique, doit éloigner avec soin toute cause d'insalubrité. Il n acceptera pas la responsabilité de l'autorisation qu'on demande. Aussi votre Commission est-elle unanime pour vous proposer d'émettre l'avis qu'il n'y a pas lieu d'autoriser l'établissement de M. Strassery et Compagnie.

Caen, le 26 novembre 1867.

Après une courte discussion, les conclusions de ce rapport sont adoptées.

Dans la séance du 6 février 1866:

Le sieur Strassery et Cie n'ayant pu obtenir la permission de fonder un établissement tel qu'il se trouve exposé dans le rapport de M. Roulland, a modifié son plan primitif et demande actuellement à établir dans le même lieu, à La Maladrerie, une usine destinée à pulvériser des onglons, des cornes et des os, préalablement desséchés et dégraissés ; cette poudre serait ensuite livrée à l'agriculture comme engrais.

Il ne s'agirait plus, comme dans le premier projet, de se livrer à des opérations chimiques donnant lieu à un dégagement de gaz ou à des résidus plus ou moins nuisibles à la santé: il ne serait question aujourd'hui que d'opérations mécaniques.

Dans son second rapport sur cette affaire, M. l'Ingénieur des mines, réfutant une prétention du sieur Strassery et Cie tendant à faire considérer son futur établissement comme parfaitement incapable de nuire en quoi que ce soit à la salubrité du voisinage, persiste à le ranger dans la 1re classe et déclare qu'il doit être soumis à toutes les formalités exigées par le règlement.

M. l'ingénieur des mines a demandé au sieur Strassery et Cie de prendre l'engagement de ne pas accumuler plus de 3,000 kilog. de matières destinées à sa fabrication. Le sieur Strassery s'y est refusé, prétendant que l'on ne pouvait pas lui interdire la faculté d'en réunir autant qu'il en aurait besoin, puisqu'elles ne seraient pas de nature à nuire aux voisins.

Après une discussion à laquelle prennent part Messieurs Berjot, Roulland, Le Chevallier, le Conseil, s'en référant aux conclusions du rapport fait pour la première demande, pense qu'il n'y a pas lieu d'accorder l'autorisation demandée, attendu que les modifications qui seraient apportées au plan primitif ne seraient pas suffisantes pour rendre un pareil établissement exempt de graves inconvénients.

Enfin, dans la séance du 28 avril, le sieur Strassery et Cie, changeant l'emplacement de son usine et l'établissant dans la plaine, le long de la ligne ferrée de Caen à Bayeux, sur la commune de Bretteville-sur-Odon, le Conseil, voyant qu'il n'y a aucune opposition, croit que l'on peut permettre au sieur Strassery et Cie, de fonder une fabrique sur le plan indiqué dans sa première pétition.

ÉTABLISSEMENTS DE SECONDE CLASSE.

Dans la séance du 4 août 1860, une demande de la Compagnie du Gaz de la ville de Çaen, à cette fin d'établir un troisième gazomètre dans leur usine, est considérée par le Conseil comme pouvant être accordée sans aucun inconvénient.

TANNERIE, RUE ÉCUYÈRE, A CAEN.

Dans la séance du 14 juillet 1867, il est donné lecture d'une lettre de M. le Préfet, à la date du 8 courant, qui dénonce les plaintes nombreuses dont a été l'objet de la part des habitants du voisinage, la tannerie, rue Écuyère, exploitée par le sieur Anne, mégissier; plaintes motivées par l'odeur infecte et les exhalaisons méphitiques qui s'en échappent, surtout à l'époque des présentes chaleurs.

M. le Préfet invite le Conseil d'hygiène à faire une visite des lieux.

Cette visite est faite immédiatement avec l'assistance du commissaire central ; toutes les parties de l'établissement sont examinées avec soin, et de la discussion à laquelle se livrent les membres du Conseil, résultent les conclusions suivantes :

1° Qu'en règle générale, il est regrettable que des industries de cette nature puissent s'exercer au centre des villes: mais qu'il n'y a pas lieu de demander leur suppression, attendu qu'elles sont protégées par les dipositions du décret de 1810.

2° Que dans l'espèce, l'exploitation de la tannerie du sieur Anne ne présente rien d'anormal, qui ne se rencontre dans toutes les autres usines analogues.

3° Que les odeurs et les émanations dont se plaignent les voisins sont inévitables et inhérentes à la nature des travaux qui s'y exécutent.

4° Qu'elle est dans des conditions ni meilleures ni plus mauvaises que tous les établissements du même genre; que la ventilation y est suffisante.

5° Qu'en somme, il résulte de tout ce qui a été vu, qu'une pareille tannerie, dans les conditions où elle se trouve, constitue bien une exploitation incommode, mais non insalubre ni dangereuse pour le voisinage.

Le Conseil se borne donc à demander que la plus grande propreté soit imposée dans les différentes pièces de cette importante fabrique, qui doit être surveillée d'une manière toute spéciale, à cause de sa situation au milieu de nombreuses maisons; que des travaux entrepris soient activement exécutés afin de garantir le voisinage des émanations qui sont malheureusement inséparables de ce genre d'industrie.

ÉTABLISSEMENTS DE TROISIÈME CLASSE.

Dans la séance du 26 janvier 1859, le Conseil émet l'avis que l'autorisation soit accordée au sieur Létourneau, qui se propose d'établir une briqueterie à Cabourg.

SAVONNERIE.

Le 7 mars 1861, M. BERJOT fait un rapport, sur la demande de MM. Gautier et Le Baron, qui désirent établir une fabrique de savon dans la cour dite de la Croix-Blanche, rue de Falaise.

M. le rapporteur, après avoir déclaré que toutes les formalités ont été remplies, examine la valeur des oppositions des voisins et de l'administration municipale contre ce projet; il les trouve considérablement exagérées, pour ne pas dire dénuées de tout fondement.

La fabrique, telle quelle sera installée, ne devra dépenser que peu de combustible, à peine deux hectolitres de charbon ou de tourbe par jour, et seulement les jours où elle fonctionnera, ce qui n'aura lieu qu'à des intervalles assez rares. Le feu devra être très-modéré et le dégagement de fumée peu considérable.

M. le rapporteur pense qu'il n'y a pas de craintes sérieuses d'incendie, les matières grasses qui y seront traitées perdant leur propriété combustible par leur combinaison avec un principe alcalin et leur saponification.

Pourtant il sera bon de remplacer les constructions en planches par de la maçonnerie, pour éloigner ainsi tout danger, et la cheminée devra être disposée de manière à ne pas gêner les voisins.

Quant au dégagement de mauvaises odeurs, il doit être nul, le lavage des fèces de colza ou pied d'huile (on appelle ainsi le résidu de matières épaisses et brans qui restent entre l'huile claire et l'huile acidulée, après l'épuration de l'huile de colza par l'acide sulfurique), ce lavage devant, dit le rapporteur, se faire en dehors de l'établissement, et l'acide sulfurique, cause de la mauvaise odeur, devant être retiré par procédé spécial pour être employé à la fabrication du sulfate de fer.

Dans la savonnerie projetée, le travail se fera à pâte serrée, c'est-à-dire que toute la lessive employée à l'empotage ou saponification de ces fèces de colza restera dans le savon et qu'il n'y aura pas de liquide en excès et par conséquent pas d'*eau d'épinage* à rejeter, et par suite pas d'écoulement sur le sol de ce que l'on appelle *les petites eaux*, pas de dégagement non plus de mauvaises odeurs par cette cause.

M. le rapporteur ajoute que ces fèces de colza ne pouvant être utilement employées par la savonnerie, et ces résidus ne pouvant être conservés longtemps ni facilement transportés au loin, l'établissement des savonneries doit être considéré comme les conséquences des fabriques d'huile qui existent dans notre pays dont elles sont une des principales richesses : il y a donc intérêt à les favoriser.

Le Conseil adopte à l'unanimité les conclusions du rapport de M. Berjot.

Deux autres savonneries, Delafosse, rue de Falaise, du sieur Fournier, cours Montalivet, ont été approuvées par les mêmes motifs, d'autant plus qu'elles sont plus éloignées des habitations.

FABRIQUES DE CHANDELLES

Le transfèrement de deux fabriques de chandelles, du sieur Marie, rue des Jacobins, et du sieur Jardin, rue des Quais, a été autorisé, les nouvelles conditions paraissant meilleures.

Le Conseil a pensé qu'il fallait rejeter la demande en autorisation de l'établissement de deux fonderies nouvelles de suif, par le sieur Ursin, rue Pailleuse, et Mme Lapersonne, rue Saint-Sauveur.

Il est avéré que ces industries sont fort incommodes au sein des villes, que la surveillance n'y est pas toujours assez active pour y empêcher le travail du suif en branches, qui est formellement interdit par les règlements, et qu'alors les émanations sont extrêmement désagréables pour tout le voisinage ; que d'un autre côté, il y a toujours danger plus ou moins grand d'incendie, par suite des manipulations qui y sont pratiquées. Qu'en principe l'autorité doit faire tous ses efforts pour éloigner autant que possible les établissements incommodes du genre des fonderies de suif, qui peuvent, sans de grands préjudices pour les industriels, s'opérer dans des lieux écartés. Le Conseil est d'avis, à l'unanimité moins une voix, que l'autorisation soit refusée.

ÉPURATION D'HUILE, RUE DES CARMES

Dans la séance du 7 mars 1861, M. Maheut fait un rapport favorable à la demande de M. Bourgarel de Riencourt, de Lyon (Rhône), relative à une épuration d'huile de colza, qui fonctionne depuis quelque temps déjà, sans avoir provoqué aucune opposition, rue des Carmes, à Caen. Beaucoup d'autres industries de ce genre sont en pleine activité dans notre ville, dont elles sont une des branches importantes de commerce.

Le Conseil est d'avis que l'autorisation soit accordée.

DISTILLERIE D'EAU-DE-VIE DE BETTERAVES

DU SIEUR PAGNY, A BRETTEVILLE-SUR-ODON

Dans la séance du 29 mai 1866, M. Le Chevallier donne lecture du Rapport suivant :

RAPPORT DE M. LE CHEVALLIER

MESSIEURS,

Vous nous avez chargés, M. Berjot et moi, de visiter la distillerie établie par M. Pagny, à Bretteville-sur-Odon, et pour laquelle il a présenté à M. le Préfet une demande d'autorisation.

L'enquête ne soulève que l'opposition de M. le Maire.

Nous sommes allés, samedi 26 du courant, visiter la fabrique de M. Pagny que nous y avons rencontré et qui a satisfait avec empressement à toutes les questions que nous lui avons faites.

La distillerie de M. Pagny ne fonctionne que pendant l'hiver et est par conséquent arrêtée depuis deux mois environ. Elle n'exhale aucune mauvaise odeur, si ce n'est près d'une fumière qui contient, nous a dit M. Pagny, les résidus de sa fabrication et qui devrait être plus éloignée de la route.

Cette fabrique est située à 80 mètres des habitations les plus voisines; son extrémité nord-est est distante de 20 mètres de la route; l'extrémité opposée est à 25 mètres environ du Petit-Odon; derrière le bâtiment s'étend une prairie appartenant au même propriétaire, M. Leprovost, qui n'avait voulu d'abord en accorder à M. Pagny qu'une étroite bande longeant la fabrique et allant de la route à l'Odon et contenant environ 20 ares; M. Pagny vient d'obtenir une nouvelle portion de terrain contiguë.

Les eaux de lavage s'écoulent et s'écouleront à la rivière par une rigole couverte. Une autre rigole est destinée à l'écoulement des vinasses.

Les pulpes qui ne seront pas enlevées par l'agriculture au fur et à mesure de leur production, seront déposées dans des fosses ou silos que M. Pagny fera construire de la manière la plus favorable pour éviter la putréfaction qui en diminue la valeur.

La fabrique est montée pour traiter de 25 à 30 mille kilogrammes de betteraves par jour.

Si jusqu'ici des odeurs désagréables ont pu se dégager, il faut les attribuer à la putréfaction des pulpes qui n'étaient pas disposées, M. Pagny ayant eu jusque-là un terrain insuffisant ; il pourra et il devra, dans son intérêt, éviter à l'avenir cet inconvénient. Quant aux vinasses, elles servent à plusieurs fermentations successives. Elles disparaissent ainsi sans qu'on soit obligé de les laisser couler dans la rivière.

Sous bénéfice des engagements pris par M. Pagny, et sous réserve de toutes les prescriptions que pourra faire l'autorité compétente, dans l'intérêt de la salubrité, les soussignés ont l'honneur de vous proposer d'accorder votre approbation à la demande du sieur Pagny.

Le Conseil approuve les conclusions du précédent Rapport, en insistant sur la nécessité pour le sieur Pagny d'enlever les fumiers à la fin de chaque campagne.

VACCINATION DANS L'ARRONDISSEMENT DE CAEN

Nous reproduisons trois Rapport faits en 1865, 1866 et 1867, et qui montrent l'état de cette question dans notre arrondissement.

RAPPORT DE M. MAHEUT

SUR LA VACCINATION EN 1864

Lu dans la séance du 3 mai 1865

MESSIEURS ET HONORÉS COLLÈGUES,

Vous m'avez fait l'honneur de me remettre les documents relatifs à la pratique de la vaccination dans l'arrondissement de Caen, en 1864, afin d'en faire l'examen, et de vous communiquer les observations qui pourraient vous intéresser. Je ne ferai, pour ainsi dire, que condenser le résumé statistique qui se trouve dans quatre tableaux parfaitement dressés par les soins de l'Administration préfectorale, d'après les renseignements envoyés par les médecins et les sages-femmes de l'arrondissement.

Il me faut d'abord noter que les renseignements sont incomplets, plusieurs de nos confrères et quelques sages-femmes n'ayant pas répondu à l'appel qui leur était fait; ainsi, le chef-lieu du canton de Troarn n'a rien envoyé; à Caen, notamment, il y a beaucoup de lacunes; 13 médecins ont seuls fait connaître le chiffre de leurs opérations. — Un médecin d'Argences, un de Villers-Bocage, un de Creully, un du canton de Tilly-sur-Seulles, un du canton de Douvres, un du canton de Bourguébus sont dans le même cas.

La statistique ne peut donc offrir de résultats certains dont on puisse tirer des déductions pratiques.

Voici néanmoins le nombre des vaccinations connues opérées pendant l'année dernière dans l'arrondissement de Caen. — J'ai pensé qu'il serait intéressant de mettre en regard les naissances pendant la même année. — Je me suis procuré ce renseignement, et j'ai l'honneur de le mettre sous vos yeux.

		Naissances.	Vaccinations et revaccinations. — Notions mélangées.
CAEN, approximativement,		800	1869
BOURGUÉBUS, chiffre officiel,		150	60
DOUVRES,	id.,	324	247
EVRECY,	id.,	237	219
CREULLY,	id.,	240	98
TILLY-SUR-SEULLES,	id.,	265	245
TROARN,	id.,	265	153
VILLERS-BOCAGE,	id.,	182	220

Nous voyons que, partout, les naissances l'emportent sur les vaccinations, excepté dans le canton de Villers-Bocage, où l'on observe le contraire.

La petite vérole a été signalée dans tous les cantons, excepté dans celui de Bourguébus, ce qui ne prouve pas que la maladie ait épargné ce canton, puisque nous n'avons pas de données sur ce point.

M. le Docteur Desbleds annonce un Rapport à l'Académie impériale de médecine sur l'épidémie variolique qu'il a observée à Benouville et à Colleville-sur-Orne. — M. Chonnaux-Dubuisson a l'intention de faire également une communication à l'Académie sur les vaccinations qu'il a pratiquées.

Il serait bon de prier M. le Préfet d'inviter nos honorables Confrères à nous envoyer leur travail qui pourrait offrir un intérêt de localité que le Conseil serait heureux de faire ressortir, et dont il pourrait faire son profit.

M. Lesauvage, officier de santé à Vieux, fait observer que l'utilité des revaccinations n'est pas reconnue par les habitants de la campagne, et qu'il y en a fort peu qui consentent à recourir à cette excellente pratique. — A cette occasion, votre Rapporteur exprimera sans doute l'opinion des membres du Conseil, en faisant remarquer la responsabilité assez grande qui incombe au médecin dans cette question.

Cette résistance indiquée par M. Lesauvage se rencontre à la ville aussi bien qu'à la campagne (en moins peut-être), et le médecin est obligé d'insister auprès des personnes dont il a la confiance, pour les engager à se faire revacciner. — Quelquefois on lui allègue la crainte d'une infection préjudiciable à la santé, et, si c'est par l'initiative du médecin que l'on ait consenti à l'inoculation, et que peu de temps après il survienne un état maladif, on est enclin à l'attribuer à l'opération. *Post hoc ergo propter hoc.* D'autres fois, on est retenu auprès de certaines personnes par un seul sentiment de délicatesse professionnelle que nos honorables Confrères comprendront, sans que j'aie besoin d'entrer dans de plus grands détails.

Je serais donc, pour ma part, assez disposé à conseiller â l'Autorité de publier une Note rédigée par le Conseil d'hygiène, aussi simplement qu'il serait possible, sur cette question, afin d'éclairer les populations sur l'utilité, la nécessité même des revaccinations décennales. — Du reste, je soumets à l'appréciation de mes honorables Collègues ce projet qui m'a paru très-praticable, il y a longtemps déjà.

Caen, 24 avril 1865.

Les conclusions de ce rapport sont adoptées.

RAPPORT DE M. ROULLAND

SUR LA VACCINATION EN 1865

Messieurs,

J'ai l'honneur de mettre sous vos yeux le tableau des vaccinations et revaccinations pratiquées dans l'arrondissement de Caen, en 1865. Ce tableau est incomplet, et ce n'est pas son moindre défaut. Il est incomplet, parce qu'un certain nombre de médecins ont négligé de nous faire connaître le résultat de leurs opérations; et en première ligne, je dois signaler les médecins de la ville de Caen; j'ajouterai même que parmi ceux qui ont l'honneur de faire partie du Conseil d'hygiène, notre honorable vice-président, M. le docteur Vastel, est le seul qui ait fourni un état constatant qu'il a vacciné ou revacciné 10 individus et observé 65 cas de variole. Pourquoi, Messieurs, ces abstensions nombreuses : est-ce indifférence ou paresse ? n'en croyez rien. Quand il s'agit de servir la science, la société ou les administrations qui les réclament, le zèle et le dévouement des médecins ne font jamais défaut. Ces abstentions sont dues à ce que beaucoup de médecins pensent que ces états statistiques, établis comme ils le sont aujourd'hui, sont non-seulement inutiles, mais encore dangereux, parce qu'ils peuvent conduire à des conclusions erronées. Ils craignent qu'ils ne servent à mettre en éveil et à satisfaire des ambitions hâtives et impatientes.

L'examen détaillé de ce tableau va justifier ce que je viens de dire.

Il nous apprend que 4,539 vaccinations et revaccinations ont été pratiquées; mais il nous est impossible de dire dans quel rapport sont ces deux opérations; première lacune qui incombe surtout aux médecins de Caen, qui ont négligé de nous le faire connaître. Une seconde lacune, qu'il faut aussi mettre à leur compte, est due à ce que parmi les sujets atteints de la variole et qui sont au nombre de 232, ils ne nous ont pas dit combien avaient été vacccinés, et combien ne l'avaient pas été. Nous ne savons pas davantage le nombre de ceux atteints de variole vraie, de ceux atteints de varioloïde et de variole. Je vois que 19 individus sont morts de la variole, mais on a même oublié de dire si la mortalité a plus spécialement porté sur les non vaccinés que sur les vaccinés. Enfin, on ne nous dit pas quel a été le résultat des revaccinations, et ce reproche s'adresse à tous les médecins revaccinateurs, si ce n'est à M. Desbleds, d'Ouistreham, qui dit avoir pratiqué la revaccination sans résultat aucun. Il importait de savoir quelle était la source du vaccin, de connaître les différences de forme et de durée qu'a pu présenter le vaccin sur les sujets qui en subissaient une seconde fois l'influence. Je sais qu'il est difficile de suivre les malades et de pouvoir étudier les phases de la revaccination, aussi, me permettrai-je de regretter qu'un de nos honorables confrères, dont les clients ne pouvaient lui échapper, n'ait pas profité des circonstances favorables où il se trouve, et des nombreuses revaccinations qu'il lui a été facile de faire sur place, pour nous faire connaître les résultats scientifiques de sa pratique.

Quelles conclusions raisonnables et utiles tirer de tous ces chiffres ? Aucun, j'ose l'affirmer.

Le canton de Bourguébus n'a fourni aucun état statistique.

Le canton de Creully donne 90 vaccinations pour 241 naissances et 19 revaccinations seulement. La pratique de la vaccine n'est pas en progrès dans ce canton, si on en juge par ces chiffres. 12 individus ont été atteints de variole, et, chose remarquable, ils avaient été vaccinés.

Dans le canton de Douvres, il y a eu 405 vaccinations et 324 naissances. Seulement, ce n'est pas la première fois que nous avons l'occasion de remarquer que le chiffre des vaccinations dépasse le nombre des naissances. Dans ce même canton, 196 revaccinations ont été pratiquées. Parmi les vaccinateurs, nous remarquons M. Desbleds, qui à lui seul a pratiqué 215 vaccinations et 60 revaccinations ; ces dernières toutes sans résultat, circonstance qui a lieu de surprendre et a dû frapper notre confrère. Dans ce même canton, 185 individus ont été atteints de la variole ou de varioloïde, je le suppose ; 50 avaient été vaccinés, et 135 non vaccinés ; 18 ont succombé, et, parmi eux, on ne compte que 1 vacciné. Ces derniers chiffres démontrent une fois de plus, si cela est nécessaire, d'une part, le bienfait incontestable du vaccin ; et de l'autre, l'utilité des revaccinations.

Le canton d'Évrecy se distingue aussi par le grand nombre de vaccinations et revaccinations qui ont été pratiquées : 276 vaccinations, 237 naissances seulement, 136 revaccinations. Ces résultats sont dus à M. Hautement, d'Évrecy, et à Mme Rogelet, à Verson.

Dans le canton de Troarn : 311 vaccinations, 265 naissances seulement ; Mme Lassery, d'Argences, a pratiqué à elle seule 183 revaccinations.

Dans le canton de Tilly : 464 vaccinations et 265 naissances ; disproportion énorme, comme vous le voyez, au profit de la vaccine ; M. le docteur Tahère, dont vous connaissez tous l'honorabilité, a pratiqué à lui seul 230 vaccinations et 100 revaccinations. Pourquoi faut-il que je sois encore condamné, Messieurs, à regretter que notre excellent et distingué confrère nous ait donné des chiffres bruts, desquels il n'est pas possible de tirer une conclusion scientifique.

Dans ce même canton, 76 individus ont été atteints de variole ou de varioloïde (on n'a pas fait de distinction), 24 avaient été vaccinés et 52 ne l'avaient pas été. 4 seulement sont morts, ce qui doit faire supposer qu'il y avait beaucoup de varioloïdes. Il était utile de le dire.

Enfin, dans le canton de Villers-Bocage, 189 vaccinations et 182 naissances, 227 revaccinations. Ces opérations ont été pratiquées par trois vaccinateurs seulement, ce qui prouve leur zèle, puisque à eux seuls ils ont vacciné plus d'enfants qu'il n'en est né.

Si maintenant je réunis ces cinq derniers cantons, je vois que le nombre des naissances est de 1,273, et celui des vaccinations seules est de 1,645, c'est-à-dire d'un quart plus élevé (372).

Je vous laisse, Messieurs, à tirer les conclusions de ce rapprochement. Pour moi, tous ces chiffres n'auront de valeur, au point de vue administratif, qu'autant que le vaccinateur fera connaître le nom et le domicile du vacciné, et au point de vue scientifique, qu'autant que nous saurons les résultats de la vaccination et de la revaccinationet les différences de forme, de durée que peut présenter le vaccin dans l'un et l'autre cas.

Aussi, Messieurs, je vous propose d'émettre le vœu que les vaccinateurs soient invités par M. le Préfet à joindre à l'avenir à leurs états de vaccination, un rapport ou compte rendu indiquant toutes les remarques intéressantes au point de vue de la science médicale, qu'ils ont été à même de faire dans le cours de l'année.

Le Conseil approuve les conclusions du rapport de M. Roulland et émet le vœu que M. le Préfet veuille bien envoyer aux vaccinateurs un questionnaire plus complet que le Conseil s'engage à rédiger et à soumettre à son approbation.

M. le Préfet ayant approuvé le projet d'un questionnaire plus précis destiné aux médecins vaccinateurs, le Conseil nomme une Commission composée de : MM. Vastel, Roulland, Le Chevallier, Leroy et Maheut pour la rédaction de ce questionnaire.

Dans la séance du 27 novembre 1866, M. Roulland donne lecture de la lettre ci-dessous, et le Conseil, en approuvant le contenu, arrête qu'elle sera envoyée à M. le Préfet.

Monsieur le Préfet,

Le Conseil d'hygiène et de salubrité publique, examinant au mois de juin dernier les documents relatifs à la vaccine dans l'arrondissement de Caen, pendant l'année 1865, fut frappé de l'insuffisance des renseignements fournis et des erreurs qu'ils contenaient. Dans le rapport que nous eûmes l'honneur de vous adresser, nous demandions avec instance que des moyens fussent employés pour faire cesser ces fâcheux errements : vous vous êtes empressé, M. le Préfet, de déférer aux vœux du Conseil, et vous l'avez invité à vous faire connaître les mesures qu'il jugerait utiles. Nous venons remplir aujourd'hui cette tâche.

Pour éviter toute erreur quant au nombre des opérations pratiquées, le Conseil pense qu'il est nécessaire que le vaccinateur indique la date de l'opération, le domicile, l'âge et le sexe de l'opéré. Quelques-uns d'entre nous auraient même désiré que le nom du vacciné fût connu, mais la majorité du Conseil a craint qu'on ne vît dans cette indication une atteinte portée au secret médical, garantie dans beaucoup de circonstances et de l'indépendance du médecin et de la sécurité des familles. On trouvera du reste dans les autres renseignements un contrôle suffisant de la sincérité des documents fournis.

D'un autre côté, il ne peut suffire d'avoir inoculé le vaccin, il importe de savoir quels ont été les résultats de l'inoculation, quels phénomènes et quels accidents ont pu se produire avant ou après l'éruption vaccinale. Enfin le vaccinateur ne devra négliger de faire connaître aucune des circonstances physiologiques ou pathologiques qui se seront offertes à son observation.

Ce que nous venons de dire s'applique à la fois aux vaccinations et revaccinations; de plus, pour celles-ci, il sera nécessaire que le vaccinateur indique si déjà des revaccinations avaient été pratiquées et si le sujet portait des cicatrices de vaccine.

Quant aux documents relatifs à la variole, ils devront indiquer l'âge, le sexe, le domicile du malade, s'il a été vacciné ou revacciné, l'époque de la revaccination, si l'affection dont il est atteint est une variole vraie, ou une varioloïde, ou une varicelle, et enfin quelles sont les modifications qu'a pu subir l'éruption variolique.

Pour faciliter le travail que nous indiquons, nous

avons dressé des tableaux faciles à remplir. Nous avons l'honneur de les mettre sous vos yeux et de les soumettre, Monsieur le Préfet, à votre approbation.

Le Conseil ne s'est pas dissimulé qu'ils offrent quelques inconvénients.

D'abord, ils exigeront des frais d'impression, mais peu considérables, et nous sommes convaincus que cette circonstance ne saurait être un obstacle pour une administration qui, comme la vôtre, recherche et veut la vérité.

Un inconvénient plus sérieux, c'est que ces tableaux ne s'appliquant, pour le moment, qu'au département du Calvados, ne pourraient servir d'éléments à la statistique générale de la vaccine en France. Nous pensons toutefois qu'il est facile de rentrer dans la règle en faisant un quatrième tableau résumant les trois autres, qui en serait pour ainsi dire la justification. Ce quatrième tableau serait seul envoyé à l'Administration centrale.

Le Conseil espère, Monsieur le Préfet, que vous accueillerez avec votre bienveillance habituelle les mesures qu'il propose, tout disposé qu'il est d'ailleurs à les modifier s'il en est quelques-unes qui, administrativement, vous paraissent peu pratiques.

Nous avons l'honneur d'être, Monsieur le Prefet, vos très-humbles et très-obéissants serviteurs.

Pour la Commission,

ROULLAND.

TABLEAU GÉNÉRAL.

Nombre des individus vaccinés ______
Nombre des individus revaccinés ______
Nombre des individus atteints de variole ______
a: vaccinés ______
b: non vaccinés ______
Guéris ______
Morts ______
Défigurés ______

TABLEAU DES VACCINATIONS.

Année 186 .

DATE de la VACCINATION.	DOMICILE du VACCINÉ.	AGE du VACCINÉ.	SEXE du VACCINÉ.	RÉSULTAT de la VACCINATION.	OBSERVATIONS PHYSIOLOGIQUES et PATHOLOGIQUES.

TABLEAU RELATIF A LA VARIOLE

pendant l'année 186 .

DATE de l'observation.	DOMICILE du MALADE.	AGE.	SEXE.	Cicatrices vaccinales.	Eruptions varioliques actuelles.	Nature de l'éruption actuelle.	Guéri.	Mort.	Défiguré.	OBSERVATIONS PHYSIOLOGIQUES et PATHOLOGIQUES.

TABLEAU DES REVACCINATIONS.

Année 186 .

DATE de la revaccination.	DOMICILE du REVACCINÉ.	AGE du revacciné.	SEXE du revacciné.	Y a-t-il des cicatrices vaccinales.	Y a-t-il eu des revaccinations antérieures.	RÉSULTAT de la revaccination.	OBSERVATIONS PHYSIOLOGIQUES et PATHOLOGIQUES.

RAPPORT DE M. LE CHEVALLIER

Sur les vaccinations dans l'arrondissement de Caen

EN L'ANNÉE 1866

MESSIEURS,

Vous m'avez chargé d'exarminer les pièces relatives à la statistique de la vaccine dans l'arrondissement de Caen pour l'année 1866.

Le dossier qui m'a été remis contient :

1° Un Rapport, en date du 25 février dernier, adressé à M. le Préfet, par M. le Docteur Lépée, conservateur du vaccin du département ;

2° Les tableaux de vaccination fournis à l'Administration par un certain nombre de médecins et de sages-femmes de l'arrondissement.

Le Rapport de M. le Docteur Lépée offre des détails intéressants que je reproduirais textuellement s'il ne devait rester joint au dossier où je vous engage à en prendre connaissance.

M. le Conservateur expose d'abord à M. le Préfet les mesures qu'il a prises pour l'accomplissement des fonctions qui lui ont été récemment confiées.

Le nombre, déjà considérable, des enfants dont il pourrait disposer en sa qualité d'Inspecteur des enfants trouvés ne lui paraissant pas suffisant, M. le Docteur

Lépée s'est adressé à Mlles Guernet et Dessillons, sages-femmes, qui se sont empressées de mettre à sa disposition leur clientèle et lui ont prêté un concours actif qu'elles doivent lui continuer.

Grâce à ce concours, M. Lépée a pu établir, chaque lundi pendant tout l'année, des vaccinations gratuites de bras à bras, avec du vaccin pris sur des enfants dont la santé ne laissait rien à désirer.

Dans ses séances publiques, il a pratiqué ou fait pratiquer sous ses yeux 134 vaccinations et 242 revaccinations dont il a dressé deux tableaux indicatifs de l'âge, du sexe et des résultats.

En outre, il a pu satisfaire à toutes les demandes de vaccin qui lui ont été adressées par divers médecins de la cité soit pour leur clientèle, soit pour de grands établissements publics, Beaulieu, la garnison, etc.

Il a mis des enfants inoculés à la disposition des vaccinateurs. Il a adressé à des médecins ou des sages-femmes du département, des départements voisins, et même en Algérie, 263 plaques de vaccin.

Enfin je ne dois pas oublier de vous dire que M. le Conservateur ne s'est pas borné à satisfaire à toutes les demandes qui lui ont été faites; mais il a porté le remède au devant du mal en profitant de ses tournées d'inspecteur pour offrir du vaccin à tous les praticiens ou sages-femmes qu'il rencontrait, et nous pensons avec lui qu'il a pu préserver ainsi un certain nombre de localités.

La conservation du vaccin sera donc désormais une vérité dans notre département.

Vous apprécierez favorablement, Messieurs, les dispositions prises dans ce but par M. Lépée.

Les sages-femmes font en général le plus grand nombre, et disons les plus pénibles et les moins rétribués des accouchements. Elles n'ont pas, comme nous, d'autres devoirs et d'autres ressources. C'est parmi elles que, jusqu'à présent, nous avons le plus souvent rencontré les véritables conservateurs du vaccin.

M. le Docteur Lépée ne pouvait choisir des collaboratrices plus méritantes que Mlles Dessillons et Guernet qui continuent devant nous, depuis longtemps déjà, les exemples d'honorabilité, de dévouement professionels et d'obligeance pour les médecins qu'a donnés feue Mlle Dessillons l'aînée.

Vous voudrez bien appuyer la demande de M. le Conservateur du vaccin en faveur de Mlle Guernet, à laquelle je vous prie de joindre Mlle Dessillons qui, sans doute, a voulu s'effacer devant sa compagne.

Il est dans notre arrondissement d'autres sages-femmes très-méritantes.

C'est un devoir pour les médecins, et particulièrement pour chaque membre du Conseil, de les signaler à l'Administration et à la reconnaissance publique.

M. le Docteur Lépée n'a pu trouver le cowpox à l'état virulent et avoue être toujours arrivé trop tard. J'ai longtemps éprouvé la même déception.

La cause en est dans la rapidité d'évolution du cowpox, sa délicatesse et sa prompte destruction par la main des vachères.

Ces difficultés peuvent être vaincues. Le cowpox est très-fréquent dans notre contrée au printemps et à l'automne, en temps d'épidémie de variole surtout.

Il n'est pas, comme on le sait depuis longtemps, une grande exploitation herbagère qui ne le présente une ou deux fois par an; on le rencontre même souvent dans la plaine de Caen.

J'ai entretenu le Conseil dans sa séance du 3 mai 1865, et plus en détail la Société de médecine, de deux cas d'apparition dans cette même année, et pour ainsi dire dans le même moment : l'un de horse-pox, trouvé à Cuverville-la-Grosse-Tour, par M. Gautier, vétérinaire à Caen; l'autre de cowpox, trouvé par par moi-même à Ifs, près Caen, et des deux séries d'inoculations vaccinales qui en ont résulté.

On peut d'ailleurs reproduire indéfiniment le cowpox par inoculation. Cette source du vaccin jouit avec raison au plus haut degré de la confiance publique; la proximité d'un grand nombre d'exploitations herbagères et agricoles rendrait cette pratique plus facile à Caen que partout ailleurs.

Le travail de M. le Conservateur du vaccin signale de nombreuses améliorations. Il en fait espérer de plus grandes encore, et je vous propose de lui adresser des remercîments.

Passons à l'examen des tableaux de vaccination adressés par les médecins et les sages-femmes de l'arrondissement, que je grouperai par cantons.

BOURGUÉBUS

Le canton de Bourguébus s'est signalé comme les années précédentes par l'absence presque complète de renseignements.

Ce canton, très-étendu et qui ne contient aucune localité un peu importante, est desservi en grande partie par les médecins voisins.

De deux médecins domiciliés dans ce canton, l'un ne pratique pas les accouchements, l'autre déjà âgé ne pratique que très-peu. Ils ont cependant envoyé leurs relevés qui n'offrent que 4 vaccinations et 8 revaccinations sans aucune autre indication.

Les deux sages-femmes du canton n'ont pas répondu.

CAEN (2 cantons)

J'ai trouvé dans les pièces qui m'ont été remises un relevé statistique de la vaccination dans les deux cantons de Caen dressé par l'Administration municipale, relevé auquel je n'ai dû faire que de légères additions ou corrections.

Il en résulte : que sur 25 médecins exerçant à Caen en 1866, 12 ont envoyé un tableau de leurs vaccinations. Sur 21 sages-femmes, 10 ont répondu. Total, 22 tableaux.

Le nombre des vaccinations par les médecins a été de 197

Par les sages-femmes. 498

Total. 695

Le nombre des revaccinations par les médecins de 342

Par les sages-femmes. 333

Total. 675

Le nombre des sujets atteints de petite vérole de 125

Défigurés ou infirmes 2

Morts 13

Parmi les vaccinateurs les plus zélés ou les plus suivis, je dois citer :

M. Maheut, 17 vaccinations et 22 revaccinations ;

M. Leprovost, 22 vaccinations et 6 revaccinations ;

M. Delangle, 26 vaccinations et 0 revaccinations ;

M. Faucon-Duquesnay, 21 vaccinations et 219 revaccinations.

Cet honorable praticien a observé 22 cas de variole dont 2 suivis de mort.

Parmi les sages-femmes, en outre de Mlle Guernet, je dois citer:

Mme Richard, 58 vaccinations et 10 revaccinations;
Mme Dubois, 52 vaccinations et 18 revaccinations;
Mme Lecoq, 75 vaccinations et 3 revaccinations;
Mlle Vallée, 35 vaccinations et 43 revaccinations.

Permettez-moi de vous faire observer, à cette occasion, les différences remarquables que vous trouvez entre le nombre des vaccinations et celui des revaccinations de chaque praticien. Il serait curieux de rechercher si cette disproportion dépend, ou non, seulement des préjugés des populations.

CREULLY

Des cinq médecins domiciliés dans le canton de Creully, trois ont répondu.

Des cinq sages-femmes, une seulement.

Voici le résultat indiqué dans ces relevés :

Par les médecins en nombre à peu près égal :

Vaccinations.	84
Revaccinations	7
Cas de variole	6
Défigurés	0
Mort.	1

Par une sage-femme :

Vaccinations. 40
Revaccination. 0

Total général des vaccinations du canton de Creully. . 124

des revaccinations . . 7
des cas de variole . . 6
Mort de variole. . . 1

DOUVRES

Le canton de Douvres, le plus petit en étendue mais le plus peuplé de l'arrondissement, ceux de Caen exceptés, présente cinq médecins et onze sages-femmes.

Parmi les médecins, trois ont répondu à l'appel, offrant :

Vaccinations 90
Revaccinations 10
Varioleux 8
Défigurés et morts. 0

Sept sages-femmes offrent :

Vaccinations	183
Revaccinations.	0
Total des vaccinations. . .	273
des revaccinations . .	10
des cas de variole. . .	8
Défigurés ou morts. .	0

Permettez-moi de vous faire remarquer ici, Messieurs :

1° Le nombre assez considérable des varioleux ;

2° La guérison de tous ces malades sans difformité ni infirmité ;

3° La disproportion plus grande encore que partout ailleurs des vaccinations et des revaccinations.

Une sage-femme a fait 50 vaccinations sans une seule revaccination, ce qui lui est commun, comme vous l'avez vu, avec toutes les sages-femmes de l'arrondissement.

EVRECY

Evrecy compte quatre médecins et quatre sages-femmes.

Sur ce nombre un seul médecin, M. Le Sauvage, nous accuse 43 vaccinations et 2 revaccinations, 5 varioleux dont un mort, et 4 guéris sans infirmités.

Sur les 4 sages-femmes trois ont répondu, présentant ensemble le chiffre de 108 vaccinations et de 12 revaccinations; ces dernières toutes dues à Mme Rogelet, de Verson.

Total : 151 vaccinations et 14 revaccinations.

TYLLY-SUR-SEULLES

Ce canton compte cinq médecins et quatre sages-femmes.

Deux médecins ont répondu présentant ensemble 97 vaccinations et 78 revaccinations; un cas de petite vérole et pas de décès.

Par les sages-femmes :

Vaccinations	65
Revaccinations.	11
Total des vaccinations du canton . .	162
des revaccinations.	89
Cas de petite vérole terminé par guérison sans infirmité.	1

Je dois vous faire remarquer ici, Messieurs, que M. le docteur Tahère présente seul un chiffre de 88 vaccinations et 78 revaccinations.

TROARN

Sur les huit médecins et les six sages-femmes de ce canton, un seul médecin et trois sages-femmes ont répondu :

Le rapport du médecin présente 12 vaccinations sans revaccinations, ni aucune autre indication.

Pour les trois sages-femmes 74 vaccinations et 13 revaccinations.

Trois cas de variole suivis de guérison complète.

Les sages-femmes qui nous font connaître ces cas sont Mmes Séguin et Costy; cette dernière a fait 37 vaccinations et 7 revaccinations.

VILLERS-BOCAGE

Sur les cinq médecins que possède le canton, un seul, M. Collet fils, a répondu avec un effectif de 78 vaccinations et 16 revaccinations, sans aucune autre indication.

Les deux sages-femmes ont fait défaut ; le contingent de ce canton se renferme donc dans le rapport de M. Collet fils.

En résumant tous les documents que je viens de vous faire connaître, nous trouverons, Messieurs, que sur les 59 médecins en exercice dans l'arrondissement, 25 ont envoyé leurs relevés ; sur les 53 sages-femmes, 26 seulement.

Que le nombre total des vaccinations accusées est de 1,573 ; celui des revaccinations 832 ; le nombre des cas de petite vérole de 146, des défigurés, infirmes de 2 ; des morts 14.

Je n'ai pu me procurer le chiffre des naissances de l'arrondissement pour l'année 1866, les tableaux communaux n'étant pas encore réunis, mais en prenant la moyenne des naissances des cinq dernières années, j'ai cru autant que possible me rapprocher de la réalité.

Or cette moyenne est de 2,600.

Le nombre des vaccinations authentiques n'étant que de 1,573, il résulterait de la comparaison de ces nombres que 1,827 enfants auraient, en 1866, été privés du bienfait de la vaccine.

Cette conclusion ne serait pas exacte.

Les praticiens et les sages-femmes qui ont eu le tort de ne pas répondre à l'administration ne sont pas restés les bras croisés pendant toute l'année.

En règle générale chaque praticien vaccine les enfants qu'il a reçus : l'amour-propre aussi bien que son intérêt pécuniaire lui en font une loi ; il est inutile d'insister davantage sur la démonstration de cette vérité.

La presque totalité des enfants de notre pays est vaccinée dans la première année, comme l'a déjà très-bien dit dans un de ses derniers rapports notre regretté collègue M. Lecœur, et j'ajouterai que quand il en arrive autrement, c'est aux préjugés répandus contre la vaccine et non à un un défaut de zèle de la part des vaccinateurs qu'il faut l'attribuer.

Le nombre des revaccinations est aussi infiniment plus considérable sans doute que celui indiqué dans les rapports.

Ce nombre s'élève surtout dans les localités où s'est manifesté la petite vérole et dans les localités voisines.

En 1865, la moitié ou les trois quarts peut-être de la population de notre contrée a été revaccinée. Pour mon compte j'ai fait cette même année plusieurs centaines de revaccinations.

Je n'insisterai pas sur l'énorme disproportion du nombre de cas de petite vérole observé dans la ville de Caen (125 cas dont 13 morts, et dans les autres cantons (21 cas dont comparativement au chiffre des populations (1), c'est-à-dire près de trois par mille habi-

(1) Caen, 43,740 habitants. — Le reste de l'arrondissement 92,684 habitants.

tants pour Caen, et seulement deux dixièmes environ par mille dans le reste de l'arrondissement.

Les données sur lesquelles nous opérions présentent trop d'incertitude pour en tirer aucune conséquence. — Il est remarquable que sur les 132 guérisons de petite vérole, il n'y ait eu que deux sujets défigurés, l'un et l'autre à Caen.

Cette maladie aurait-elle perdu de son intensité sous le rapport des désordres qu'elle laisse après elle? faudrait-il en accuser l'optimisme des observateurs au point de vue des agréments du visage ; ce singulier résultat provient sans doute de la confusion des cas de variole, et de ceux de varioloïde, les plus fréquents dans une population où la plupart des individus ont été vaccinés.

Cette dernière observation empêche de tirer aucune conséquence du nombre des morts (environ 10 sur 100 malades, à Caen, et 5 pour 100 pour le reste de l'arrondissement).

Dans la recherche des conséquences utiles qu'on peut déduire de l'examen des tableaux de vaccination envoyés par les médecins et les sages-femmes de l'arrondissement, vous me voyez arrêté pour ainsi dire à chaque pas, soit à cause de leur insuffisance numérique, soit par l'insuffisance des renseignements qu'ils présentent.

Pour remédier au second de ces inconvénients, vous aviez adressé l'année dernière à l'administration départementale une demande que je vous engage à renouveler cette année.

Il est sans doute beaucoup plus difficile de trouver un

remède au système d'abstention de beaucoup de médecins, système, je me hâte de le dire, qui ne résulte en aucune façon d'un esprit de résistance à l'Administration aux bonnes intentions de laquelle tous rendent une justice méritée.

Cependant le remède n'est peut-être pas introuvable en remontant aux causes du mal, si j'en crois des renseignements presque unanimes.

Un certain nombre de nos confrères sont convaincus que la statistique de la vaccine, telle qu'elle se fait, n'offre aucune utilité ni garantie sérieuse, alors que d'un autre côté l'exécution consciencieuse des tableaux de vaccination entraîne pour des hommes fatigués et peu encouragés, une surchage ajoutée à une tâche déjà lourde et en grande partie gratuite.

Ces observations s'appliquent aussi aux sages-femmes.

Quant aux médecins qui, malgré toutes les considérations, n'ont pas discontinué l'envoi annuel de leurs relevés vaccinaux, ils méritent toute notre reconnaissance.

Messieurs, j'ai l'honneur de vous proposer :

1° De faire savoir à M. le Préfet que les documents qu'il nous a communiqués sont en trop petit nombre et offrent des renseignements trop insuffisants, soit pour servir utilement à la statistique, soit pour apprécier suffisamment le mérite des vaccinateurs.

2° De prier de nouveau M. le Préfet de faire

modifier dans le sens de votre délibération du 27 novembre dernier le questionnaire à adresser aux vaccinateurs.

3° Relativement à la désignation des vaccinateurs les les plus méritants, j'ai cru devoir, d'après les considérations qui précèdent, en laisser l'initiative au Conseil.

28 mai 1867.

Les conclusions de ce rapport sont adoptées.

DESSÉCHEMENT

DE LA VALLÉE DE LA DIVES

AU MOYEN D'UN CANAL PARTANT DE CORBON, S'OUVRANT A DIVES DANS LA MER

Dans la séance du 17 juin 1862, l'ordre du jour indiquait que le Conseil aurait à se prononcer sur l'utilité, au point de vue de la salubrité publique, de l'établissement d'un canal destiné à amener le desséchement des terrains de la vallée de la Dives.

M. Lecœur, auquel le dossier avait été remis, fait sur ce sujet le rapport suivant.

RAPPORT DE M. LECOEUR

MESSIEURS ET HONORÉS COLLÈGUES,

Depuis notre dernière convocation pour mercredi dernier, 11 de ce mois, laquelle, comme vous le savez, n'a pu aboutir à aucun résultat par des circonstances indépendantes de la volonté de chacun, M. le Préfet m'a fait remettre les documents relatifs à l'objet de notre réunion, qui avait pour but de décider : « S'il importait « à la salubrité publique que la vallée de la Dives fût

« desséchée depuis Corbon jusqu'à Dives, » c'est-à-dire depuis la route impériale n° 13, sur laquelle s'appuient les marais dits marais de Corbon, jusqu'à l'endroit où la Dives se jette dans la mer, au voisinage du bourg de ce nom. Je viens vous en rendre compte.

La rivière la Dives forme entre ces deux points un parcours d'une longueur de 34 kilomètres, descend depuis Corbon, en faisant un coude ou jarret très-prononcé, vers le bourg de Troarn, sommet de ce coude, pour ensuite remonter de là vers le point de son embouchure.

Vous pourrez, du reste, prendre une connaissance exacte de sa topographie dans le plan que je mets sous vos yeux. Il est dû aux soins de MM. Sallebert, ingénieur ordinaire, chargé plus spécialement du service hydraulique du département, et Olivier, ingénieur en chef. Ce plan est annexé à leurs rapports aux dates des 16 juillet et 22 octobre 1856, auxquels je ferai quelques emprunts pour la partie historique et technique de mon travail.

Dans ce long parcours, la Dives traverse de vastes terrains, la plupart presque plats et sans pentes ni moyens d'égouttement suffisants pour se défendre de l'accumulation des eaux pluviales ou d'infiltration, ou s'en débarrasser lorsque celles-ci s'y sont amassées : aussi est-il de notoriété publique, et tous nous avons pu en être témoins, que pendant une très-grande partie de l'année, la majeure portion de ces terrains est plus ou moins submergée ; quelquefois même, après des pluies abondantes, à une très-grande hauteur, à celle d'un mètre et plus, et cela dans une étendue de plus de 4,250 hectares.

M. l'ingénieur Sallebert a divisé, sur son plan, en 17 bassins les parties les plus déclives de cette contrée du val d'Auge. — Dix sont situés sur la rive droite de la Dives ; sept sur la rive gauche.

Les principaux de ces bassins ou marais situés sur la rive droite, sont : sous le n° 3 du plan, les marais de Corbon ; n° 4, ceux de Hottot ; n° 5, ceux de Prétout, au pied du coteau du Ham ; n° 6, le grand marais du domaine ou de Benoron ; n° 7, ceux de Basseneville, à l'aval du pont Saint-Samson ; n° 9, les marais de Goustranville ; n° 10, les marais de Brucourt. — J'ai signalé sur le plan, par un point au crayon rouge, tous ces bassins de la rive droite.

Sur la rive gauche, et ceux-là je les ai marqués d'un point au crayon noir, ces marais sont ceux : n° 1, de Cléville ; n° 2, de Saint-Ouen-du-Mesnil-Oger ; n° 4, de Saint-Pierre-du-Jonquet ; n° 5 de Troarn, à droite et à gauche de la route départementale ; n° 3 de Caen à Rouen ; n° 6, les marais des Terriers ; n° 7, enfin les grands marais de la Divette. Je ne fais que mentionner ce dernier bassin ; nous n'avons pas à nous en préoccuper, est en voie de desséchement.

Quant aux communes particulièrement intéressées à ce qu'une modification soit apportée à l'état de choses actuellement existant, je vous signalerai entre autres celles de Cricqueville, Basseneville, Goustranville, Bures, Robehomme, Troarn, Saint-Samson, Saint-Pair, Janville,

Saint-Pierre-du-Jonquet, Cléville, Vimont, le Ham, Brocottes, Putot, les Authieux-sur-Corbon, Hottot, Méry-Corbon, Corbon, etc.

J'ai cru utile de vous citer les noms de ces localités diverses; quelques-uns, en effet, ne rappellent-ils pas à plusieurs d'entre nous des lieux, à de fréquentes époques, fatalement éprouvés par les effluves paludéens, et la plupart ne semblent-ils pas exhaler à vos souvenirs, rien qu'en les prononçant, une sorte d'émanation miasmatique qui ne sera pas d'une médiocre valeur, j'en ai la conviction au moins, dans la décision que, bien probablement tout à l'heure, nous allons prendre.

Toute la vallée formée par ces différents bassins, est dénommée sous le nom générique de Bas-Pays. Elle est parcourue par de nombreuses petites rivières, ruisseaux ou fossés qui, tant bien que mal, se déversent les uns dans les autres, pour venir aboutir à la Dives, dans tel ou tel point de son parcours; mais l'écoulement des eaux y est tellement incomplet que, malgré celui que peuvent leur procurer les principaux affluents, tels que la Vie, la Dorette, le Beuvron et l'Ancre, sur la rive droite, le Laizon, la Muance et la Divette, sur la rive gauche; malgré celui que leur facilitent encore divers travaux d'art exécutés jusqu'à ce jour, mais partiellement, sans unité, sans plan d'ensemble et par le fait n'atteignant que très-imparfaitement leur but, tels que les grands canaux de Beuvron, des Terriers ou de Saint-Pierre-Oursin et de la Tranchée, à cause de l'insuffisance de leur contre-bas et des vices de leur agencement à leurs points de déversement dans la Dives ; il en résulte une stase que je pourrais dire permanente des eaux dans les parties les plus basses. Dès la fin d'octobre d'ordinaire, invariablement en novembre, après *les eaux de la Toussaint*, et souvent même longtemps avant ces époques, pour peu que l'été ait été pluvieux, des flaques d'eau apparaissent sous forme de points blancs; on dit alors que les marais blanchissent. Les eaux continuent à monter pendant l'hiver, se répandent, s'infiltrent en tous sens et acquièrent quelquefois jusqu'à un mètre et plus de hauteur.

Cet état dure quatre, cinq, six mois, et même dans les bas-fonds, aux abords de Troarn, on pourrait dire qu'il est permanent, même dans les années des plus grandes sécheresses. Je me souviens avoir, il n'y a pas bien des années encore, ou herborisé ou chassé la bécassine dans les marais de Troarn, même à la fin d'un été sec; dans de nombreux endroits du Grand-Marais ou marais dit des Domaines, dans celui de Robehomme, dans ceux situés sur la commune de Bures, j'avais de l'eau jusqu'au-dessus des chevilles dans les points les plus asséchés, et souvent j'entrais à mi-jambe dans une eau limoneuse, croupissante et fétide, recouverte par des herbes luxuriantes. Dans les lieux que je signale (et j'en parle en toute connaissance de cause) l'on pourrait dire que l'immersion est la règle et l'asséchement l'exception, en admettant même qu'il y ait jamais été observé complétement. Je n'ai pas besoin, Messieurs et honorés collègues, d'insister longuement sur les conséquences désastreuses que peuvent entraîner et qu'entraînent chaque année ces inondations. La saison chaude survient; l'assèchement par l'évaporation des parties submergées ne se fait pas sans une fermentation putride, une décomposition des détritus végétaux, animaux et minéraux dont est formé le sol même des marais. Des vapeurs blanchâtres, épaisses, les recouvrent le matin et le soir ; des gaz délétères se dégagent incessamment de ces cloaques; de l'hydrogène carboné, phosphoré, sulfuré, ammoniacé sont, pendant de longs mois, en suspension ou en mélange permanent avec l'atmosphère, et à chaque bouffée d'air que respire l'habitant de ces contrées, un venin malfaisant s'infilte dans ses veines.

Il n'est aucun de nous qui n'ait été témoin de faits de ce genre, et moi-même, dans une pratique médicale de bientôt trente années, j'ai maintes fois été à même de constater vers la fin de l'été, de graves et surtout de rebelles affections intermittentes paludéennes chez de nombreux sujets dans cette vallée, sévissant parfois sur des familles entières et même sur la totalité des habitants d'une même maison ou d'un même hameau.

Assurément cet état fâcheux est loin d'être aujourd'hui ce qu'il a été autrefois. Si nous consultons la tradition et les historiographes qui se sont occupés à divers points de vue de ces localités, nous voyons, qu'en 1295 déjà, sa gravité avait appelé l'attention des gouvernements, et que, sur les plaintes nombreuses des habitants, étaient intervenus des édits, des ordonnances organisant des Conseils de prud'hommes, des jurés, des syndicats pour surveiller la réglementation des eaux, leur aménagement et tenter l'assèchement de ces contrées.

Les résultats de ces sages et prévoyantes mesures ne se firent pas longtemps attendre, et un document historique établit que, dès 1320 (25 ans plus tard) les terrains que l'on pouvait mettre en culture avaient déjà beaucoup plus d'importance et d'étendue.

Je ne suivrai pas, Messieurs, les différentes phases des travaux entrepris pour l'amélioration du val de la Dives ; je ne vous parlerai pas des nombreux canaux de dérivation, d'assèchement, d'irrigation, des digues, des levées construites à grand'peine et à grands frais, et dont plusieurs subsistent encore, pour arriver à ce but, depuis plusieurs siècles jusqu'à nos jours; quelque intéressantes qne puissent être ces considérations historiques, elles ne sont pas du ressort du Conseil d'hygiène. Tout ce que je tiens à constater, c'est que, quelque considérables qu'elles aient pu être, tant de peines et de dépenses n'avaient été néanmoins couronnées que de résultats bien incomplets, puisque, à une époque plus rapprochée de la nôtre, en 1777, Le Pecq de la Clôture, dont le nom se trouve toujours rattaché d'une manière si intime à tout ce qui a trait aux constitutions médicales endémiques ou épidémiques de la Normandie, nous signale, à propos de la *contrée d'Auge*, la vallée de la Dives comme « naturellement dévouée à l'endémie des fièvres intermittentes, aux cachexies et aux obstructions qui en « sont la suite; tout en faisant observer que, plus on « s'éloigne de la mer, moins les fièvres d'accès y sont

« rebelles, le terrain devenant de moins en moins ma-
« récageux; » et qu'un autre document émanant, je crois, de la municipalité de Troarn, constate qu'en 1792 la *crétine* fit périr pour *deux millions* de bestiaux.

Pour ce qui est de l'état actuel, il est connu de nous tous ; je l'ai signalé plus haut et je ne crois pas avoir besoin d'y revenir.

C'est donc un remède radical, ou tout au moins une amélioration tellement considérable au mal qui existe encore, qu'elle paraît y équivaloir, que l'administration veut apporter aujourd'hui, et c'est sur la nécessité de le faire qu'elle consulte le Conseil d'hygiène et de salubrité publiques.

Je n'ai pas à m'occuper des voies et moyens pour y parvenir ; ceci regarde le talent si connu de MM. les Ingénieurs, si habiles à vaincre la nature par les combinaisons de la science et de l'art, et à créer ces utiles et merveilleux travaux auxquels notre société moderne applaudit chaque jour, et dont elle bénéficie. Je me contenterai seulement de vous dire que le plan général d'assainissement de la vallée dont j'ai l'honneur de vous entretenir , consiste en un long canal d'assèchement tracé sur la rive droite de la Dives, qu'il côtoie forcément en plusieurs points, mais dont il s'éloigne le plus possible, autant que le terrain le lui permet. Il commence par la Divette, vient emprunter le canal du Beuvronnet pour se rapprocher du contre-fort du Goustranville, qu'il traverse. Il passe ensuite au milieu des vastes marais situés en avant de l'Ancre, passe également sous cette rivière, et continue sa marche jusqu'au port de Dives, où il jette ses eaux dans la mer.

Ce projet, dont je ne puis vous donner qu'un aperçu bien succint, est complété par un système ingénieux de rigoles latérales, de syphons, de vannes, de ponceaux, de drainages à ciel ouvert ou souterrains, etc., venant en divers endroits se dégorger dans le lit même du canal de desséchement, dans toute la longueur de son parcours.

Tous ces points bien établis, dans ce rapport que j'aurais désiré abréger davantage, la réponse à la question qui nous est posée me semble facile et ne pas devoir entraîner de controverse sérieuse.

Importe-t-il à la salubrité publique que la vallée de la Dives soit desséchée depuis Corbon jusqu'à Dives ?

L'on ne peut se dissimuler que si ce résultat est jamais obtenu, et je laisse à de plus compétents à apprécier la valeur des moyens pratiques proposés par MM. les Ingénieurs, il ne doive en résulter d'immenses avantages, non-seulement pour les populations de toute cette vallée de la Dives, mais encore des localités voisines vers lesquelles des miasmes délétères peuvent à chaque instant être charriés par les vents.

Celui qui aura atteint ce but aura droit à leur reconnaissance ; il aura bien mérité d'elles.

J'ai donc l'honneur de vous proposer de résoudre la question par l'affirmation, et de sanctionner par notre délibération les conclusions suivantes :

Le Conseil d'hygiène et de salubrité publiques ;

Ouï M. le Secrétaire, membre dudit Conseil, chargé par M. le Préfet de faire un rapport sur l'importance du desséchement de la vallée de la Dives, au point de vue de l'hygiène publique ;

Considérant qu'en règle générale les exhalaisons paludéennes exerçant toujours une influence délétère sur la santé des populations qui y sont soumises, il importe à l'administration préposée aux soins de leur conservation, de leur amélioration et de leur bien-être, de les y soustraire par toutes les voies dont elle peut disposer ;

Considérant qu'en thèse générale encore, l'aménagement des eaux, et surtout l'asséchement des marais doivent être rangés au nombre des moyens les plus efficaces pour atteindre ce but, et regardés comme susceptibles d'apporter un remède radical à la cause première du mal ;

Considérant que, dans l'espèce présente, par son état topographique, la vallée de la Dives se trouve dans de notables conditions d'insalubrité inhérentes à la stase plus ou moins longue et, en quelques points, permanente des eaux ;

Considérant qu'il est de notoriété publique et d'observation pour tous les membres du Conseil, qu'il est peu d'années où des fièvres endémiques paludéennes ne viennent sévir sur un nombre plus ou moins considérable d'individus qui habitent ces circonscriptions ;

Considérant que de nouveaux travaux complémentaires de ceux déjà exécutés, et dont les heureux résultats sont aujourd'hui manifestes, ne peuvent que tendre à faire disparaître de plus en plus les causes d'infection et de désolation de la vallée de la Dives.

Par ces motifs :

Le Cõnseil d'hygiène déclare, tout en réservant la question d'urgence absolue :

Adopter les conclusions du présent rapport et être d'avis que : « Il importe à la salubrité que la vallée de « la Dives soit asséchée depuis Corbon jusqu'à Dives ; »

Dire que le présent rapport sera soumis à M. le Préfet, mais que copie en sera transcrite sur le registre des actes et délibérations du Conseil d'hygiène, pour servir et valoir ce que de droit et raison.

Après la lecture de ce rapport, M. Olivier, ingénieur en chef des ponts et chaussées, entre dans quelques détails sur ses plans et projets : il indique la manière dont s'opère le colmatage des prés et prairies, et expose les modifications qu'il a apportées au plan primitif.

Le présent rapport est ensuite adopté à l'unanimité.

MARAIS DE BERNIÈRES.

Dans la séance du 19 mars 1867, M. Vastel, premier vice-président, donne lecture de la lettre suivante que lui a adressée M. le Préfet :

« MONSIEUR LE PRÉSIDENT,

« Les marais de Bernières ont été envahis en 1862 par les eaux de la mer, et le séjour prolongé des eaux paraît avoir occasionné des fièvres. On a donc construit des digues pour préserver ces marais de nouvelles inondations, mais les propriétaires refusent maintenant de s'associer pour les entretenir.

« Si la salubrité publique l'exigeait, la loi du 13 septembre 1807 permettrait de pourvoir d'office à cet entretien.

« Je vous prie, Monsieur le Président, de faire délibérer sur cette question le Conseil d'hygiène, et de vouloir bien me transmettre son avis, en me renvoyant le plan ci-joint.

« 6 mars 1867. »

Le Conseil charge MM. Halbique, Vieillard et Denis-Dumont de visiter les marais de Bernières et de faire un rapport sur leur état.

DE L'OPPORTUNITÉ DE L'ENTRETIEN DES DIGUES

PROTÉGEANT LES MARAIS DE BERNIÈRES

Rapport de M. Vieillard.

MESSIEURS,

Consulté par M. le Préfet du Calvados sur la question de savoir si la salubrité publique est intéressée à l'entretien de digues destinées à préserver les marais de Bernières de l'envahissement des eaux de la mer, le Conseil central d'hygiène et de salubrité a chargé une commission prise dans son sein de procéder à l'instruction de cette affaire et de recueillir, dans une enquête locale, les renseignements propres à l'éclairer tant sur les conditions actuelles des digues et des marais de Bernières que sur l'état sanitaire des populations environnantes.

La Commission s'est rendue à Bernières-sur-Mer, où avaient été convoqués, par les soins de la préfecture, les personnes susceptibles de fournir de précieux renseignements; elle a questionné, avec le plus vif intérêt,

M. Laurent, médecin, maire de Douvres, M. le docteur Durand, de Saint-Aubin, M. l'adjoint au maire de Bernières et M. le maire de Courseulles; elle a enfin parcouru dans toute son étendue, par un jour de grande marée, la digue établie pour protéger les terres marécageuses du littoral de Bernières contre l'accès des eaux de la mer.

A la suite de cette étude, la Commission a acquis la conviction positive que la salubrité publique est des plus intéressée à l'entretien des digues en question. Elevées, il y a dix ou quinze ans, dans le double but de fournir à la culture des terrains que l'envahissement fréquent des eaux de la mer rendait improductifs et de préserver les populations du littoral des fièvres paludéennes qui sévissaient rigoureusement à Bernières, ces digues ont atteint de la façon la plus satisfaisante ce double résultat.

Bien qu'il soit fort intéressant pour le développement de la richesse publique que des terrains presque incultes, des marécages, aient pu, grâce à la création de ces digues, se trouver transformés en excellents pâturages, le Conseil sera encore plus touché, comme l'a été la Commission, des résultats sanitaires acquis par ce travail.

Les chiffres parlent avec trop d'évidence pour ne pas soumettre à la compagnie ceux que la Commission tient des personnes les plus compétentes sur cette question.

Il y a quinze ou vingt ans, les fièvres paludéennes frappaient avec rigueur presque toute la population du littoral. A Bernières, on constatait, à cette époque, 200 à 300 cas de fièvre chaque année ; exceptionnellement, on constata une fois jusqu'à 800 cas. Aujourd'hui, il n'est plus question de fièvres à Bernières ; le souvenir du fléau a disparu chez les habitants, et c'est tout au plus si deux ou trois cas se déclarent chaque année.

On ne saurait attribuer à aucune autre cause les heureux résultats que nous venons d'indiquer. Les fièvres paludéennes n'ont pas le caractère d'une de ces épidémies qui, par des circonstances à peine entrevues aujourd'hui, sévissent accidentellement sur telle ou telle localité : c'était un mal normal, périodique, inhérent à la localité. Aucun travail important autre que l'établissement des digues n'a été effectué à Bernières, dans les vingt dernières années; aucune amélioration sensible dans le bien-être de la population ou sur tout autre point est de nature à expliquer la disparition presque radicale des fièvres paludéennes. Il n'y a donc pas de doute possible sur la cause à laquelle on doit attribuer cet heureux résultat. Séparés par cette digue, sorte de dune artificielle que les vagues de la pleine mer viennent battre par le vent d'ouest, l'Océan et les terres basses du littoral peuvent se joindre à nouveau et faire renaître la cause du mal signalé si la digue n'est pas régulièrement entretenue, sur toute son étendue, en tous ses points.

Une seule trouée, en un point unique, suffit pour que les marais de Bernières soient de nouveau envahis.

L'entretien de la digue est donc d'un intérêt général, et on ne peut s'en remettre, pour cet entretien, aux efforts individuels et spontanés de chacun des propriétaires, car il suffit d'un propriétaire oublieux ou négligent pour qu'un nouvel envahissement des eaux de la mer se produise. La municipalité de Bernières l'a si bien compris qu'elle a chargé un cantonnier de veiller sur l'état de la digue et d'y effectuer les petites réparations de chaque jour.

Nous avons parcouru cette digue et nous devons reconnaître qu'elle nous a paru réclamer quelques réparations urgentes. Elle présente trois ou quatre trouées, et le sol de ces trouées n'est qu'à un pied ou deux au-dessus du niveau de la pleine mer. Par un vent un peu violent, les vagues passeraient aisément au travers de ces ouvertures.

Déjà, en 1862, l'état de la digue a été compromis : les marais ont été envahis par les eaux de la mer, et les fièvres paludéennes ont aussitôt fait leur réapparition. Il importe d'éviter à jamais le retour de cette épidémie qui sévit sur une population peu aisée, et la commission estime que la salubrité publique a le plus sérieux intérêt à la conservation et à l'amélioration des digues actuelles.

Les propriétaires de Bernières sauraient d'autant moins se soustraire à l'obligation que doit leur imposer cette mesure d'intérêt général que leurs intérêts privés la leur conseillent également, et que les bénéfices acquis par la plus-value des terrains leur permettent largement de faire les sacrifices minimes qu'exige l'entretien de la digue.

En terminant ce rapport, la commission croit devoir signaler l'existence permanente, pendant la saison d'hiver, de flaques d'eau dans la partie des marais situés au sud du poste sémaphorique. Une buse établie en cet endroit, de la même façon que celles qui se trouvent à l'ouest du poste, c'est-à-dire disposée de telle sorte que les eaux de pluie puissent se rendre par un système de porte dans la basse mer, tandis que les eaux de la mer ne peuvent pas affluer dans le marais, produirait les meilleurs effets dans la région sud du sémaphore.

Le Rapporteur de la Commission :
Signé : VIEILLARD.

Caen, le 15 avril 1867.

Dans sa séance du 28 mai 1867, le Conseil d'hygiène adopte les conclusions du rapport de M. Vieillard.

SECOURS AUX NOYÉS.

BOITE DE SECOURS SUR LE BORD DE LA MER.

Dans la séance du 1er décembre 1863, il fut fait lecture de la lettre suivante de M. le Préfet :

« *A Monsieur le Vice-President du Conseil d'hygiène.*

« Les inspecteurs de la pharmacie ont constaté, dans le rapport général qu'ils m'ont adressé après la visite annuelle de 1863, que dans la plupart des communes du littoral où se rendent les baigneurs, les boîtes de sauvetage n'existaient pas ou étaient insuffisantes.

« Frappés des inconvénients qui s'attachent à cet état de choses compromettant, MM. les inspecteurs ont demandé que l'Administration adresse à tous les maires des communes du littoral où l'on prend des bains de mer, des instructions uniformes et pressantes, dans le but de provoquer l'adoption des moyens les plus efficaces pour secourir promptement les personnes en danger de périr asphyxiées par submersion, et ils ont pensé que le Conseil d'hygiène et de salubrité pourrait, avec l'autorité qui s'attache à la mission qu'il remplit, rédiger ces instructions et dresser la liste des appareils et objets nécessaires pour atteindre ce résultat désirable.

« En conséquence, je vous prie d'appeler MM. les membres du Conseil d'hygiène et de salubrité à délibérer dans la prochaine séance qui aura lieu mardi prochain, sur la demande de MM. les inspecteurs de la pharmacie. »

le Préfet,

L. DE LAUNAY.

Après en avoir longuement délibéré, le Conseil arrête que les instructions suivantes seront envoyées aux maires des communes du littoral :

INSTRUCTIONS SOMMAIRES

Sur les premiers secours à donner aux noyés en attendant l'arrivée du médecin.

Nota essentiel. — Avant tout, requérir immédiatement le concours d'un médecin.

I

Placer le sujet sur une couverture de laine ou des tissus secs, sur le côté droit, la tête un peu élevée et fléchie en avant ; agir devant un feu de flamme.

II

Dépouiller le corps de ses vêtements, et, au besoin, les couper ou les fendre à l'aide de ciseaux, pour éviter tous mouvements brusques.

III

Essuyer le corps avec des linges secs et chauds, l'envelopper de laine, le frictionner vigoureusement, soit avec des frottoirs de laine, soit avec les parties pendantes de la couverture; frotter les extrémités avec des brosses, ne pas craindre d'agir un peu violemment.

IV

Pratiquer ces frictions surtout sur la poitrine, le ventre, les bras et les cuisses; appliquer sur ces mêmes parties des globes ou bouteilles remplies d'eau chaude; des briques chaudes, des sachets de sable ou de cendres chaudes; y promener des fers à repasser chauds, ou un poëlon ou bassinoire contenant des cendres chaudes; agir sous les aisselles, à la plante des pieds, et aussi sur le bas-ventre.

V

Entr'ouvrir les mâchoires et insinuer dans leur écartement pour les maintenir ouvertes, soit un bouchon de liége, soit un morceau de bois tendre taillé en coin.

VI

Enlever des narines et de la bouche les mucosités, à l'aide des doigts ou d'une barbe de plume.

VII

Exercer sur le creux de l'estomac, sur le ventre et sur les côtés de la poitrine, à l'aide des mains, de légères compressions par saccades, pour imiter autant que possible les mouvements respiratoires.

VIII

Promener sous le nez du noyé, et à une certaine distance, des allumettes soufrées et enflammées, ou le bouchon d'un flacon d'alcali volatil ou de vinaigre. On peut lui frictionner les tempes et les poignets avec ces mêmes liqueurs.

IX

Si la respiration se rétablit, faire avaler au malade quelques cuillerées d'une infusion aromatique, ou simplement d'eau modérément chaude, sucrée, mélangée d'une cuillerée d'eau de mélisse, d'eau de Cologne ou d'eau-de-vie par quart de verre d'eau.

X

On peut aussi donner un ou deux lavements irritants, soit avec de l'eau de mer modérément chaude ou de l'eau simple modérément chaude aussi avec addition de 3 à 4 cuillerées de sel gris (sel de cuisine) par lavement.

XI

Insister sur ces divers moyens, surtout ne pas perdre courage. — Les employer simultanément. — Souvent ils ne manifestent leurs heureux effets qu'après une ou deux heures et plus même d'application.

Consulter pour plus de détails et pour l'application méthodique des moyens indiqués, et de quelques autres anssi à mettre en usage et à essayer selon les indications spéciales, le petit volume intitulé : *Secours aux noyés*, renfermé dans la boite de secours.

BOITE DE SECOURS

Le Conseil adopte ensuite la nomenclature suivante des objets, appareils, ustensiles et instruments que devront contenir les boites de secours.

Chaque boîte devra se composer des objets suivants :

1° Une paire de ciseaux de 16 centimètres, à pointes mousses ;

2° Une chemise ou couverture de laine. — (Il serait à désirer que la boîte contînt ces deux objets) ;

3° Deux frottoirs en laine et deux en crin doux ;

4° Un bonnet de laine ;

5° Deux brosses médiocrement rudes, pour frictions ;

6° Deux fers à repasser avec leurs poignées ;

7° Un double levier en fer ou mieux en racine de buis ;

8° Une canule à bouche avec son tuyau de peau ;

9° Une ou deux canules en gomme élastique ;

10° Un soufflet à une seule âme ;

11° Une pierre à fusil, de l'amadou, un fer à briquet et une botte d'allumettes ;

12° Une tige en fer ou aiguille à dégorger ;

13° Une bouteille contenant de l'eau-de-vie camphrée ;

14° Une autre contenant de l'eau-de-vie camphrée et ammoniacée ;

15° Un petit flacon contenant de l'alcali volatil (ammoniac liquide) ;

16° Un autre contenant de l'alcoolat de mélisse ;

17° Un autre contenant du vinaigre antiseptique (des quatre voleurs);

18° Un gobelet d'étain.

19° Un biberon en étain à long syphon;

20° Un bâillon en racine de buis, percé d'un trou à son milieu, pour permettre l'introduction du syphon du biberon;

21° Une cuillère en fer étamé;

22° Un petit paquet de plumes à longues barbes pour chatouiller et nettoyer le dedans du nez et de la gorge;

23° Une seringue ordinaire à lavement avec ses tuyaux;

24° Une petite boîte ou flacon à large ouverture, renfermant plusieurs paquets d'émétique de quinze centigrammes (trois grains) chacun;

25° Deux bandes à saigner;

26° Quelques petites compresses de linge à demi usé;

27° Quelques feuilles de papier un peu résistant et collé, pour brûler au besoin, en guise de moxas, sur l'épigastre;

28° On pourrait y ajouter une petite boîte renfermant un jeu de six à dix aiguilles déliées en acier, assorties de longueur, et terminées par un renflement œillé à six ou huit pans, dites aiguilles à acupuncture.

Nota. — On doit laisser à demeure dans la boite, un nouet de soufre et de camphre, pour la conservation des effets de laine.

INFLUENCE DE L'ALLAITEMENT ARTIFICIEL

SUR LA

DIMINUTION DE LA POPULATION

DANS LE CALVADOS

Dans la séance du 9 novembre 1866, M. le Préfet, par une lettre reproduite plus loin, demande quelle est l'opinion du Conseil sur la part que peut avoir l'allaitement artificiel dans la décroissance graduelle de la population de notre département.

Une commission composée de MM. Vastel, Le Prestre, Leroy, Denis-Dumont et Maheut, est chargée de faire un rapport sur ce sujet.

Dans la séance du 14 mai 1867, M. Denis-Dumont a lu le rapport de la commission ci-dessus. Voici l'analyse de ce travail :

Résumé du Rapport de M. Denis-Dumont

MESSIEURS,

Monsieur le Préfet, par une lettre en date du 15 janvier, a appelé l'attention du Conseil d'hygiène sur l'influence qu'a pu exercer l'usage de l'allaitement artificiel relativement à la diminution de la population du

Calvados constatée dans le dernier recensement, et sur les moyens propres à combattre cette influence.

En réponse à cette question, M. Denis-Dumont lit un rapport au nom d'une commission composée de MM. Vastel, Maheut, Berjot, Leprestre, Leroy, Denis-Dumont.

La supériorité de l'allaitement naturel sur l'allaitement artificiel ne saurait être mis en discussion ; tout autre régime que celui du sein peut compromettre la santé et la vie de l'enfant. Mais dans quelles limites cette influence mauvaise s'exerce-t-elle dans le Calvados? dans quelles proportions augmente-t-elle dans ce pays le chiffre de la mortalité des nouveau-nés, et jusqu'à quel point contribue-t-elle à la dépopulation du département?

La question est nette et précise, et tout en tenant compte des données générales de la science, il était évidemment indispensable de se livrer à des recherches statistiques dans le département même à propos duquel elle est posée.

M. le Rapporteur a dû prendre d'abord des renseignements sur les deux points suivants :

1° Combien y a-t-il dans le département d'enfants élevés au biberon ou au sein.

2° Combien de décès pour l'une et l'autre catégorie dans la première et dans la seconde année.

Ces chiffres jouant un rôle très-important dans la

question, ou plutôt constituant en quelque sorte toute la question, ont éte recueillis avec les plus grandes précautions.

Sur la première question, celle de savoir quelle est la proportion des enfants élevés au biberon, on s'est adressé aux médecins exerçant dans divers cantons du département, on a interrogé les sages-femmes, on a fait appel à l'obligeant concours de l'Inspecteur des enfants assistés, M. le docteur Lépée, qui a mis à la disposition de la commission, avec le plus louable empressement, tous les documents recueillis dans ses tournées d'inspection.

Tous sont unanimes pour dire que le tiers à peu près des enfants du département sont élevés au biberon ou petit pot.

Quel que soit le degré de confiance que l'on soit en droit d'accorder à des personnes évidemment bien renseignées, et, circonstance importante, parfaitement désintéressées dans la question, M. le Rapporteur a voulu, avant de prendre leurs assertions pour base de ses calculs, en vérifier l'exactitude de la manière suivante :

De l'aveu de tous les praticiens, la mortalité devient sensiblement la même dans la deuxième année, qu'il s'agisse du sein ou du biberon. Or, il est arrivé précisément que les enfants morts au biberon dans la seconde année représentent le tiers à peu près de la totalité des décès dans cette même deuxième année.

En présence de cette conformité des résultats dans la

diversité des moyens d'investigation, cette proportion d'un tiers est suffisamment établie et ne peut être raisonnablement contestée.

Pour l'autre question, les recherches n'ont pas été moins précises.

Pour établir combien d'enfants au biberon étaient morts dans leur première ou seconde année, l'Administration à fait appel à MM. les Maires, dont les réponses doivent inspirer la plus grande confiance.

En effet, le nombre des décès (1865) est seulement de 1,684. Or, le nombre des communes est de 765; c'est donc seulement sur le sort de deux enfants, en moyenne, que chaque maire a dû éclairer l'Administration. Pour suspecter les renseignements, dans de pareilles circonstances, il faut supposer ou une négligence rare, ou un mauvais vouloir inadmissible.

Partant de ces données, qui ne pourraient être rejetées que par les ennemis-nés de toute statistique, M. le Rapporteur établit les chiffres suivants :

Les naissances, en 1865, sont au nombre de 9,611.

Les enfants morts avant un an sont au nombre de 1,684.

Ce qui donne indistinctement, pour les enfants élevés au sein et au biberon, une mortalité de 17,50 pour 100.

Sur ces 9,611 enfants, 6,407 ont été élevés au sein, 3,204 ont été élevés au biberon.

Le nombre des décès pour les 6,407 enfants élevés au sein, a été de 698, c'est-à-dire de 10,89 pour 100.

Le nombre des décès pour les 3,204 enfants nourris

au biberon a été de 986, c'est-à-dire que la mortalité a atteint le chiffre effrayant de 30,77 pour 100.

Toute la part du biberon n'est pas faite quand on a énuméré le chiffre des décès qui lui sont dus. Si ce régime enlève tant d'enfants, il est rationnel de supposer qu'il altère la constitution d'un très-grand nombre.

Toutefois, si la mortalité des enfants élevés au biberon est considérable, elle ne doit pas être *uniquement imputée à l'allaitement artificiel.* Une foule de contraventions aux lois de l'hygiène viennent aggraver ses dangers.

Dire tous les préjugés, toutes les pratiques malsaines ou ridicules auxquels l'enfant se trouve en général soumis dans notre département, serait une tâche impossible.

M. le Rapporteur range les principaux abus sous trois chefs principaux : 1° régime ; 2° soins de propreté ; 3° vêtements.

A. — *Régime.* Le lait fourni par les animaux domestiques dans les premières semaines et même les premiers mois devrait, à l'exclusion de toute autre substance, être l'unique aliment du nouveau-né privé du sein. Sous prétexte que cet aliment n'est pas assez fortifiant pour un être aussi chétif, on fatigue son estomac avec d'épaisses bouillies ; ou bien on donne des potages, des soupes, qui s'éloignent encore davantage de l'allaitement naturel, et occasionnent par conséquent plus d'accidents.

Toujours dans le but de *fortifier* l'enfant, on va même jusqu'à lui donner du vin, du cidre, du café, et, le croirait-on, de l'eau-de-vie !

En présence de pareils abus, beaucoup plus répandus qu'on ne le suppose, loin d'être surpris du chiffre de la mortalité des nouveau-nés, on se demande comment une aussi forte proportion échappe aux dangers dont on les entoure. Et ici, nous n'exceptons pas les enfants élevés au sein, car pour beaucoup d'entre eux, le sein ne constitue en quelque sorte qu'un appoint....

B.—*Soins de propreté.* Les soins de propreté, toujours indispensables pour l'exercice régulier des fonctions, deviennent pour les enfants d'une impérieuse nécessité; mais, chez beaucoup d'entre eux, les lotions générales, les bains sont un luxe inconnu.

Combien de fois les efforts du médecin ne viennent-ils pas échouer, même auprès de gens intelligents, contre ce préjugé qui fait respecter le *chapelet*, espèce de croûte noirâtre plus ou moins épaisse, qui résulte des sécrétions abondantes dont le cuir chevelu des enfants est le siége.

La malpropreté n'est pourtant pas plus de mise à la tête qu'aux pieds, et trop souvent ces croûtes descendent sur le visage, et déterminent du côté des yeux, des oreilles, des inflammations chroniques qui ont leur danger....

C. — *Vêtements.* .....Les enfants ne subissent plus aujourd'hui cette affreuse constriction de la *frette,* à laquelle on croyait indispensable de les soumettre autrefois. Sous ce rapport, la science a vaincu le préjugé. — Signalons cette *anglomanie* qui consiste à ne couvrir ni le cou, ni les bras, ni les jambes ; coutume, caprice bizarres, qui empêchent l'égale répartition de la chaleur et du sang, et prédisposent ainsi aux digestions viscérales.....

Après avoir signalé sommairement les causes multiples de la mortalité des nouveau-nés, le rapporteur passe rapidement en vue les moyens de la combattre.

D'après les renseignements statistiques, la mortalité des enfants au sein serait de 10 pour 100 ; elle serait de 30 pour 100 pour les enfants élevés au biberon ; ces chiffres sont éloquents et démontrent l'incontestable supériorité de l'allaitement naturel. — Mais, dans un grand nombre de circonstances, les familles ne sauraient se soustraire à l'impérieuse nécessité de l'allaitement artificiel, l'emploi du biberon.

Le rapporteur trace alors les principales règles hygiéniques qui doivent présider à l'alimentation dans ce cas, règles dont une grande partie sont également applicables à l'éducation de l'enfant au sein ; puis il termine ainsi :

« Ces prescriptions hygiéniques sont élémentaires, peu nombreuses ; elles sont d'une exécution simple, facile. Ponctuellement suivies, elles peuvent sauver la vie chaque année, dans notre département, à des centaines d'enfants.

« Est-ce une raison pour espérer qu'on en tiendra un compte sérieux ? Malheureusement découvrir l'abus, le mettre en évidence, faire toucher du doigt en quelque sorte ses fâcheuses conséquences, ce n'est pas l'avoir détruit. Il est à craindre que pendant longtemps encore, nous ne voyions dans notre riche et fertile contrée l'animal domestique entouré de plus de soins, de plus de précautions que l'enfant; la routine n'abdique pas si aisément. Cependant peu à peu les gens intelligents commencent à secouer son joug; leur exemple s'imposera à la masse, et peut-être verrons-nous notre population normande, qui semble avoir aujourd'hui perdu de sa vigueur traditionnelle, devenir plus saine, plus robuste et reprendre sa marche d'accroissement normal!»

Il propose, au nom de la Commission, les conclusions suivantes :

1° Le tiers à peu près des enfants du département est soumis à l'allaitement artificiel au biberon.

2° La mortalité des enfants soumis à ce régime du biberon s'élève à 30 pour 100 environ, tandis qu'elle n'est que de 10 pour 100 pour les enfants élevés au sein.

3° La moyenne de la mortalité, tant pour les enfants au sein que pour les enfants au biberon (17,50 pour 100), pourrait être notablement réduite par l'observation rigoureuse des plus simples précautions hygiéniques.

4° Il y a lieu dès lors, tout en proclamant la supériorité de l'allaitement naturel sur l'allaitement artificiel, de répandre par tous les moyens possibles la notion des règles hygiéniques qui doivent présider à l'éducation de l'enfance.

Cette lecture est suivie d'une longue discussion. MM. Le Chevallier, Roulland, Leroy et Maheut trouvent que M. Denis ne s'est pas renfermé dans la question soumise au Conseil par M. le Préfet : ils auraient voulu que l'on n'eût pas employé des formules numériques qui ne sont nullement justifiées par les renseignements statistiques insuffisants fournis par MM. les Maires du département, dont un grand nombre du reste n'ont pas répondu à la lettre qui leur a été adressée.

Voici les principales objections qui se sont produites dans le cours du débat:

M. le Rapporteur avait demandé aux maires du Calvados d'indiquer le nombre des enfants d'un jour à un an, et de un an à 2 ans, morts dans le courant de l'année 1866 (et non 1865), en mentionnant la manière dont ils avaient été élevés, soit au sein, soit au biberon.

Les réponses n'ont pas été mises sous les yeux du Conseil, quoiqu'il en ait fait la demande à M. le Rapporteur. Il est à craindre que l'on n'ait pas recueilli dans les communes des renseignements bien précis sur le mode d'allaitement des enfants décédés : plusieurs membres du Conseil, qui ont eu l'occasion d'interroger quelques maires, sont convaincus que l'on a rempli le tableau avec une exactitude qui laisse à désirer.

Admettons néammoins qu'il en ait été autrement, et que ce point soit bien éclairci : admettons qu'il soit prouvé que les enfants élevés au biberon périssent en plus grand nombre que les enfants élevés au sein (vérité incontestable et incontestée par tous les médecins), on se demande en quoi cette donnée peut servir à démontrer rigoureusement la funeste influence de l'allaitement artificiel sur l'abaissement de la population dans le Calvados.

Le problème a été mal posé. Il fallait d'abord rechercher si l'allaitement au biberon est à notre époque plus souvent mis en usage qu'il ne l'était autrefois, il y a vingt-cinq ans par exemple. Si ce point reste obscur, ce qui paraît être l'opinion de la plupart des membres du Conseil (ce qui se passe sous nos yeux se pratiquait à peu près dans la même proportion, il y a un quart de siècle, alors que la population allait en s'accroissant), il est de toute évidence que la cause de la diminution actuelle de la population dans notre département ne se trouve pas dans une méthode qui exerçait jadis la même influence qu'elle exerce aujourd'hui.

La seule conséquence à tirer des renseignements demandés et recueillis, est, ce qui n'a pas besoin de démonstration, que l'allaitement naturel est préférable à l'allaitement artificiel.

Si nous consultons les tables de la mortalité, nous voyons que la vie moyenne est augmentée : M. Bertillon, dont les statistiques sont en grand crédit, déclare que si la France produit moins d'enfants, elle les conserve mieux que les autres pays et mieux maintenant qu'elle ne le faisait autrefois. Nous devons nécessairement conclure que la manière d'élever les enfants n'est pas devenue plus désastreuse, et qu'alors la solution du problème qui préoccupe le Gouvernement et l'opinion publique se trouve dans d'autres circonstances, l'émigration et la diminution des naissances par exemple, étude qui ne nous est pas demandée par l'autorité.

Pour établir la proportion exacte des décès des enfants élevés au sein ou au biberon, M. le rapporteur cite des chiffres qui apprennent que parmi 1,684 enfants décédés en 1865 avant leur première année, dans le département du Calvados, 986 étaient élevés au biberon, et 698 nourris au sein. On voit qu'il arrive à une balance juste entre les deux quantités; mais pour arriver à ce résultat numérique, il a fallu admettre une première hypothèse très-contestable, à savoir que le tiers des enfants est nourri au biberon, et les deux tiers au sein, et c'est sur une base aussi peu sûre que l'on formule une proportion mathématique, 10 pour 100 pour le sein, 30,77 pour 100 dans l'autre cas.

M. Maheut fait observer que ce travail statistique porte sur une année seulement, 1866, en ce qui regarde les documents fournis par MM. les maires, et on se demande comment M. Denis a pu faire concorder les résultats de l'enquête pour 1866 avec les naissances de 1865; il y a là une cause d'erreur manifeste puisque les naissances et les décès varient chaque année. Il faut noter aussi qu'en prenant le nombre des morts dans une année, on ne connaît pas le sort de tous les nouveau-nés morts avant un an, puisque parmi les enfants décédés en cette année, il y en a un grand nombre, dans les premiers mois surtout, qui appartiennent à la série précédente; de sorte qu'en opérant ainsi sur des masses, dont les éléments sont mobiles, on n'obtient qu'une moyenne fictive, qui ne peut servir à établir une moyenne rigoureuse. Il déclare donc que les documents recueillis par M. le rapporteur n'ont pas la signification qu'il leur a donnée, et qu'alors il ne peut adopter ses conclusions.

Si l'on contrôle tous les chiffres du rapport, et l'on doit tout contrôler quand il s'agit de se faire une conviction dans des questions aussi graves, on est étonné que M. le rapporteur annonce des renseignements aussi positifs sur les 1,684 enfants décédés en 1865, lorsqu'il est arrivé qu'un certain nombre de maires n'ont pas répondu au questionnaire. Ainsi la ville de Caen, qui, en 1865, compte 73 décès d'enfants d'un an, n'a fourni aucun renseignement sur la manière dont ils avaient été élevés. Falaise, Vire, Honfleur, Bayeux, ont-elles pu répondre exactement?

M. Roulland, dans une note manuscrite, déclare que tout le monde est d'accord pour reconnaître l'importance de la question qui s'agite; qu'il faut apporter dans son étude le plus grand soin et la plus grande circonspection; que les causes de la mortalité de l'enfance sont complexes, et qu'il faut se garder de grouper au hasard des chiffres si l'on veut arriver à une solution vraie du problème qui est posé par M. le Préfet, problème que M. Husson a déclaré, au sein de l'Académie, être des plus difficiles.

M. le rapporteur a trop chargé son tableau, et quoique dans la dernière partie de son travail, qui paraît en contradiction avec la première, il ait signalé les inconvénients de la nourriture plus ou moins grossière que l'on donne communément beaucoup trop aux enfants, il ne paraît pas avoir analysé suffisamment les différentes causes qui contribuent à moissonner l'enfance.

L'allaitement artificiel mis en pratique par des personnes soigneuses, par la mère elle-même, éclairées des conseils d'un médecin, donne des résultats satisfaisants. Pour se convaincre de cette vérité, il suffit de comparer l'effrayante mortalité des enfants assistés, que M. Husson a déclaré être de 78 pour 100 dans le Calvados, à ce que nous voyons dans notre pratique chez des personnes aisées et intelligentes; les mauvaises conditions des habitations des nourrices à bon marché, auxquelles sont confiés les enfants assistés, leur ignorance, leur cupidité, voilà des circonstances qu'il faut modifier. On n'y arrivera qu'en rendant plus efficace l'inspection qu'il faudrait confier à des médecins des localités, lesquels pourraient, chaque semaine, tous les quinze jours au moins, s'assurer de la manière dont les nourrices mercenaires s'acquittent des devoirs sacrés de la maternité qu'elles ont acceptés.

Elevons le niveau de l'instruction, moralisons les classes pauvres, c'est ainsi que l'on arrivera à inspirer le respect de la vie humaine.

M. le rapporteur se défend du reproche qui lui est fait d'avoir négligé l'analyse des causes diverses qui concourent à faire périr l'enfance.

Il s'est étendu longuement sur elles dans la seconde partie, et il croit qu'on pourra diminuer notablement les ravages occasionnés actuellement par le biberon si l'on veut régulariser davantage cette méthode de nourriture des enfants. Il soutient qu'il est dans le vrai en admettant que le tiers des enfants est nourri au biberon, et qu'il a pu partir de cette donnée pour établir les proportions en chiffres, qui viennent d'être l'objet de la critique. Il persiste à croire que les renseignements fournis par MM. les maires lui ont suffi pour établir sa statistique.

Le Conseil, ne pouvant admettre les conclusions mathématiques de M. le rapporteur, dont les calculs ne reposent pas sur des documents assez authentiques, décide qu'il sera répondu à M. le Préfet:

1° Qu'il serait à désirer que l'on nourrît moins d'enfants au biberon, puisqu'il en meurt un plus grand nombre parmi ceux qui sont élevés de cette manière;

2° Que la mortalité moyenne des enfants élevés au sein et au biberon pourrait être réduite notablement par l'observation rigoureuse des plus simples précautions hygiéniques;

3° Qu'il y a lieu dès lors, tout en proclamant la supériorité de l'allaitement naturel et surtout maternel, sur l'allaitement artificiel, de répandre par tous les moyens possibles la notion des règles hygiéniques qui doivent présider à l'éducation de l'enfance;

4° Le Conseil regrette, vu l'absence de renseignements statistiques plus complets, de ne pouvoir répondre d'une manière plus précise à la demande de M. le Préfet, sur l'influence de l'allaitement au biberon, relativement à la diminution de la population dans le Calvados.

On verra plus loin que les Conseils d'hygiène des autres arrondissements du Calvados ont envisagé la question de l'allaitement artificiel au même point de vue que le Conseil de l'arrondissement de Caen.

CRÉMIÈRES EN ZINC.

Dans la séance du 5 août 1865, M. Bin-Dupart appelle l'attention du Conseil sur le fait suivant :

Depuis assez longtemps déjà, il se fabrique, à Caen, chez presque tous les ferblantiers, des vases en zinc dits *crémières*. Ces ustensiles de ménage, sortes de cuvettes peu profondes, ont pour emploi de recevoir du lait dont on enlève la première crème qui se forme très-promptement et que l'on appelle fleurette, ou crème douce. Ces sortes de crémières sont surtout à l'usage des marchands de lait, qui enlèvent cette fleurette, et remettent en vente, comme lait primitif, ce liquide ainsi dépouillé d'une partie de son principe butyreux ; opération qui constitue une fraude préjudiciable au consommateur, puisque le lait est privé de quelques-uns de ses principes constituants.

Les inconvénients de cette pratique condamnable ne se bornent pas à cette simple altération de la nature et de la qualité de la chose vendue ; il peut en résulter un danger pour la santé publique. En effet, ces crémières qui, par économie, sont faites en zinc, sont attaquées par les acides (lactique et autres), et il se forme des lactates de zinc en quantité très-notables. Ces sels très-solubles sont ainsi mélangés avec un aliment très-répandu, et peuvent occasionner des accidents : on sait que les préparations de zinc sont vomitives, et il ne doit pas être indifférent d'introduire, au sein de l'économie, des sels métalliques de cette nature.

Le Conseil prenant en considération l'intéressante communication de M. Bin-Dupart, charge une Commission composée de MM. Halbique, Durand et Bin-Dupart d'étudier cette question et de faire des expériences pour que le Conseil puisse connaître la quantité de zinc qui se trouve transformé en sel soluble, et apprécier les effets nuisibles qui peuvent en résulter.

La Commission n'a pas encore terminé ses expériences, dont nous ferons connaître plus tard le résultat.

BARRAGE DANS LA RIVIÈRE D'ORNE

DESTINÉ A ÉTABLIR UN COURANT D'EAU SUFFISANT POUR NETTOYER LE CANAL ALIMENTAIRE DU BASSIN DE CAEN.

Dans la séance du 28 octobre 1865, M. le Préfet consulte le Conseil sur l'utilité de rétablir un barrage dans l'Orne, afin de faire arriver une masse d'eau suffisante dans le canal alimentaire du bassin, lequel canal est obstrué par des vases et des immondices dont l'accumulation peut devenir, au moment des chaleurs, un foyer d'émanations nuisibles à la santé publique. Le niveau de l'Orne est au-dessous de l'embouchure du canal Robert, de sorte que l'eau ne peut se diriger dans cette rigole qui devait alimenter le bassin.

Les égouts et les Odons déversant dans ce canal des eaux sales qui ont recueilli les matières provenant d'une grande quantité de fosses d'aisances (qui, par un abus contre lequel le Conseil d'hygiène s'est souvent élevé, s'ouvrent dans les Odons), ont très-rapidement encombré une voie qui ne peut être balayée par un courant indispensable pour que les grands travaux qui ont été effectués puissent procurer les bons effets qu'on en espérait.

Le Conseil, tout en se déclarant incompétent sur les moyens à employer pour remédier à ce fâcheux état de choses, est d'avis qu'il y a opportunité, urgence même à ce que des modifications soient apportées au régime de cette rigole.

Il renouvelle ses vœux auprès de l'Administration, tendant à la suppression des lieux d'aisances qui sont en communication avec les cours d'eau de la ville de Caen.

INSPECTION DES PHARMACIES.

Dans les comptes rendus imprimés des travaux des Conseils d'hygiène d'un grand nombre de départements, qui nous ont été envoyés, nous trouvons les procès-verbaux des visites faites, chaque année, des officines de pharmacien, des magasins de droguerie et d'épicerie, par une Commission prise dans le sein des Conseils d'hygiène.

Dans le département du Calvados, cette inspection est faite très-régulièrement, mais l'autorité n'a pas jugé à propos de livrer à la publicité les résultats de cette inspection, qui sont remis à la fin de l'année entre les mains de M. le Préfet par deux Commissions dont les membres appartiennent aux Conseils d'hygiène.

Dans son rapport au Conseil général, M. le Préfet indique, d'une manière sommaire, l'impression des inspecteurs sur la tenue des pharmacies, impression presque toujours favorable, à ce point que depuis dix ans aucune poursuite judiciaire n'a été intentée contre les titulaires. Les irrégularités dans les étiquettes, les négligences dans la tenue, le défaut de renouvellement des produits sont presque les seuls reproches qui soient faits à quelques pharmaciens qui, avertis paternellement, s'empressent de tenir compte des observations qui leur sont faites, de sorte que dans les visites subséquentes, le service de leur maison est trouvé, sinon irréprochable, au moins considérablement amélioré.

Dans les magasins d'épicerie, il en est tout autrement : souvent des substances, surtout les farines de lin et farines de moutarde, de mauvaise qualité ou altérées, sont détruites.

Nous pensons, avec M. le Préfet, qu'il y aurait quelque inconvénient à publier intégralement des documents qui, sans être purement confidentiels, ne paraissent pas de nature à devoir être livrés à l'impression.

ÉPIDÉMIES

Variole

Dans la séance du 11 février 1865, M. Lecœur, médecin des épidémies, est invité à donner quelques renseignements sur l'épidémie de variole qui sévit depuis le mois d'octobre dernier, dans la partie de la commune de Benouville la plus rapprochée de Caen, et connue sous le nom de Benouville proprement dite. Cette partie a été la seule atteinte jusqu'ici: elle comprend 200 habitants environ, et a eu depuis l'invasion (à peu près la mi-octobre 1864) jusqu'au 7 de ce mois, jour où M. Lecœur s'y est transporté, 42 cas de variole; six se sont terminés par la mort.

L'autre partie de la commune située sur l'autre penchant de la colline, séparée de la première par un vallon et connue sous le nom de hameau du Port, ayant 160 habitants, a joui jusqu'au même jour d'une complète immunité.

Du reste, l'épidémie est en voie décroissante, et il ne s'est pas manifesté de nouveaux cas depuis le 7 février. On a pratiqué de nombreuses revaccinations (140 à 150).

Plusieurs fois, pendant les dix années qui viennent de s'écouler, la variole s'est déclarée dans un grand nombre de localités de l'arrondissement, mais elle a fait très-peu de victimes, et nous n'avons trouvé aucun document autre que celui qui vient d'être reproduit sur le nombre de personnes qui ont été atteintes.

Dysenterie

Dans la séance du 28 octobre 1865, M. Denis-Dumont, qui avait été chargé par M. le Préfet d'aller étudier une épidémie qui sévissait sur les communes de Vieux et d'Avenay, donne les renseignements suivants :

Ces deux communes, dont la population est de 800 à 900 personnes, sont envahies par une épidémie de dysentérie depuis un mois.

80 individus ont déjà été atteints ; 10 ont succombé. Les amas de fumiers, dont les villages sont infectés, paraissent être la seule cause à laquelle on puisse attribuer le développement de l'épidémie.

Des faits bien observés démontrent que l'affection s'est propagée d'Avenay à Vieux par contagion.

Des mesures destinées à arrêter l'extension du fléau ont été conseillées et mises immédiatement à exécution.

Choléra

M. le Préfet, présidant la séance du 28 octobre 1865, déclare qu'en présence de l'épidémie de choléra, qui chaque jour paraît faire des progrès à Paris et menace de nous envahir, il a cru devoir réunir le Conseil pour lui demander si les mesures déjà prescrites et en voie d'exécution sont suffisantes, ou bien s'il y a lieu d'en proposer de plus efficaces.

Les membres du Conseil sont d'avis que les arrêtés et règlements propres à assurer le maintien de la salubrité publique, et rappelés à MM. les Maires ne laissent rien à désirer. Ils invitent M. le Préfet d'en assurer l'exécution. Dans le cas où l'épidémie viendrait à envahir le département, on adresserait aux populations des instructions analogues à celles qui viennent d'être publiées à Paris par la Préfecture de police.

Le choléra a éclaté à Caen dans les derniers jours de l'année 1865, et il sévissait encore dans les communes du littoral et quelques localités de l'arrondissement de Caen en octobre 1866.

Le rapport du médecin des épidémies nous a été remis trop tard pour être inscrit dans ce compte rendu; il trouvera sa place dans une autre publication.

Le Conseil d'hygiène a rédigé les instructions suivantes, destinées à être adressées aux populations envahies ou menacées par le fléau.

INSTRUCTION

Relative aux précautions à prendre en temps de choléra et aux premiers soins à donner aux malades.

(Commission composée de: MM. Vastel, Roulland, Denis-Dumont, Maheut, Le Chevallier, rapporteur.)

1° Lorsque le choléra s'est manifesté dans une contrée, certaines circonstances semblent l'attirer en quelque sorte, favoriser son développement et augmenter sa gravité.

Parmi ces influences, les plus pernicieuses sont assurément celles qu'exercent la malpropreté des habitations et leur insalubrité; sont insalubres les maisons trop petites relativement au nombre de leurs habitants, trop rapprochées les unes des autres, mal éclairées, basses et humides, dont les cours et accès sont encombrés de fumiers et d'ordures.

Tels sont les quartiers de Caen, de la Délivrande, de Luc, de Couvrechef, de Reviers, de Creully, où pendant la dernière épidémie le choléra a sévi avec le plus de violence et le plus longtemps.

Les quarties aérés des villes et des villages, les habitations écartées du Bocage et du Pays-d'Auge, ont été en général épargnés.

2° La saleté des vêtements et du corps, l'intempérance en tout genre prédisposent aussi au choléra; on a vu souvent cette maladie se manifester subitement à la suite d'excès de boisson ou d'un refroidissement, le corps étant en sueur.

3° Le choléra ne se propage pas par le contact; il semble se propager surtout par les exhalaisons de matières cholériques qu'on laisse trop souvent répandues sur le sol.

4° En temps de choléra, beaucoup de personnes éprouvent un embarras de l'estomac, des coliques, des gargouillements d'entrailles; ces dérangements n'entraînent le plus souvent aucune conséquence fâcheuse si l'on se hâte d'y remédier.

5° Le choléra est presque toujours précédé par une diarrhée (cholérine) que l'on appel prémonitoire, parce quelle avertit d'un danger prochain.

Toute diarrhée (même accidentelle) peut conduire au choléra et doit être promptement combattue. Il est alors presque toujours facile de faire avorter la maladie.

6° Dans le cas même de choléra dit confirmé, avec diarrhée, vomissement, refroidissement, etc., un traitement prompt et énergique sauve encore le plus grand nombre de malades.

7° Dans toute localité atteinte ou menacée par l'épidémie, on devra débarrasser les cours, passages, étables, etc., voisins des habitations, les fosses d'aisances mal fermées ou trop peu profondes, de tous les immondices et des eaux croupissantes; enfouir les immondices ou les porter au loin; maintenir l'intérieur des habitations dans le meilleur état de propreté.

S'il y a persistance des mauvaises odeurs, on doit faire des lavages désinfectants.

9° Transporter plusieurs fois par jour, au moyen de vases bien clos, le produit de toutes les évacuations des malades dans une fosse étroite et profonde creusée à distance des habitations; recouvrir chaque fois les matières de quelques pelletées de terre.

10° Tremper immédiatement les linges souillés par les déjections dans des vases remplis d'eau désinfectante, les y laisser jusqu'au lavage dont les eaux ne devront jamais être répandues ni sur la voie publique, ni dans un cours d'eau traversant la commune; avec ces précautions, le lavage du linge des cholériques ne présente aucun danger.

11° Conserver en temps d'épidémie le régime jusque-là favorable à la santé, sauf à l'améliorer, s'il y a lieu, sous le rapport de la quantité des aliments; rester à chaque repas un peu sur son appétit, n'user qu'avec réserve ou s'abstenir des aliments ou des boissons dits relâchants : fruits, légumes, cidre doux, bière, limonade, etc.

12° L'usage modéré du vin, du bon cidre bien paré, du cassis avec ou sans une faible quantité d'eau-de-vie ou de rhum, peut être favorable à quiconque en a l'habitude : mais l'abus des liqueurs alcooliques, au nombre desquelles on doit placer les liqueurs dites anticholéques, offre le plus grand danger.

13° Se vêtir chaudement eu égard à la saison ; porter de la flanelle sur la peau et sutout une ceinture de laine autour du ventre : dans les temps froids et humides chauffer les appartements.

14° L'humanité impose aux personnes aisées d'aider les indigents dans l'exécution des prescriptions ci-dessus, qui ne dépassent pas d'ailleurs les moyens pécuniaires du plus grand nombre.

15° Dans le cas de ces troubles légers de la digestion, fréquents en temps de choléra, il faut observer avec plus de rigueur le régime et les précautions hygiéniques : prendre chaque jour quelques tasses d'une infusion aromatique chaude (thé, mélisse, tilleul, camomille, menthe etc.).

16° Contre la diarrhée, suivre le même conseil que ci-dessus ; si elle persiste, diète absolue ; se coucher dans un lit chaud : appliquer sur le ventre de larges cataplasmes fortement laudanisés (une ou deux cuillerées à café) : prendre des quarts de lavement d'eau amidonnée et appeler un médecin.

17° Le choléra déclaré réclame l'appel immédiat d'un médecin : en attendant son arrivée ; boissons aromatiques, eau pure froide ou chaude au gré du malade, à doses d'autant plus petites qu'il y a plus de vomissements, cataplasmes laudanisés, bouteilles, briques ou sachets de sable chaud, éviter de brûler le malade qui pourrait bien ne pas s'en apercevoir, sinapismes aux pieds et aux jambes ; frictions soit avec la main, soit avec des lainages chauds.

RAPPORT DE M. LEBIDOIS

Sur la vérification des décès et constatation de leurs causes

Au nom d'une commission composée de MM. Vastel, Le Prestre, Lecœur, Maheut et Lebidois.

MONSIEUR LE PRÉFET,

Dans sa délibération du 16 octobre 1856, le Conseil d'hygiène et de salubrité a chargé une commission composée des médecins membres du Conseil, de répondre aux questions posées dans la circulaire du Ministre de l'agriculture et du commerce, au sujet de la vérification des décès et des moyens de constater les maladies qui les ont causés. Désigné par la commission pour être, en cette circonstance, son organe auprès de vous, j'aurai l'honneur de vous exposer aujourd'hui le résultat de ses travaux.

Ces question forment deux séries distinctes; la première, adressée particulièrement à M. le Préfet, concerne: 1° l'existence, le mode d'organisation et les frais des services de vérification du décès qui sont établis dans le département ou seulement dans quelques villes; 2° la forme des bulletins, la nomenclature des causes de décès, les tableaux et le personnel de ce service; 3° enfin, la possibilité de réunir les attributions de la vérification des décès à celles des médecins cantonaux qui existent déjà ou viendraient à être établis dans le département.

Le rapporteur de la commission s'étant adressé aux bureaux de la Préfecture, pour obtenir ces renseignements indispensables à la solution de ces premières questions, il lui a été dit qu'elles étaient spécialement du ressort de l'Administration départementale, et que celle-ci allait s'en occuper. C'est pourquoi la commission a pensé qu'elle n'avait pas à rechercher leur solution.

La deuxième série de questions comprend celles que M. le Ministre invite M. le Préfet à soumettre directement aux Conseil d'hygiènes et de salubrité. Elles sont au nombre de trois.

1° *Première question.* — Le Conseil croit-il que tous les médecins se prêtassent facilement à déclarer sur un bulletin, dont la forme serait arrêtée d'avance, et qui leur serait remis par le Maire, la cause de la mort de chaque individu auquel ils auraient donné leurs soins ou près duquel ils auraient été appelés? Il est bien entendu qu'on devrait se conformer pour la désignation de la maladie à laquelle une personne aurait succombé, à une nomenclature uniforme qui serait suivie dans toute la France.

Relativement à cette question, la Commission croit devoir se prononcer pour la négative, d'après les considérations suivantes :

L'article 378 du Code pénal dit : « Les médecins, chirurgiens et autres officiers de santé, ainsi que les pharmaciens et toutes autres personnes, dépositaires par état et par profession des secrets qu'on leur confie, qui, hors les cas où la loi les oblige à se porter dénonciateurs, auront révélé ces secrets, seront punis d'un à six mois d'emprisonnement, et d'une amende de cent à cinq cents francs. »

Les cas où la loi oblige les médecins, ainsi que toutes autres personnes, de se porter dénonciateurs, sont précisés par l'*article 30* du Code d'instruction criminelle : ce sont ceux où ils ont été témoins d'un crime ou d'un délit.

D'autre part, la Cour de Grenoble, par son arrêt du 23 avril 1828, a décidé que : « L'obligation du secret à laquelle sont soumises certaines personnes et notamment les médecins, quant aux faits dont ils ont eu connaissance en exerçant leur profession, continue d'exister même dans les cas où celui que ces faits concerne et qui les a confiés, en demanderait la révélation. »

Or, parmi les maladies et les accidents suivis de mort pour lesquels les médecins sont appelés chez les particuliers ou dans divers établissements tels que les institutions, les colléges, les lycées, les séminaires, les maisons religieuses, les maisons de santé et même celles d'accouchement, il en est beaucoup, on le sait, dont la révélation blesserait vivement la susceptibilité des familles ou de ces établissements. On peut ranger dans cette catégorie de causes de décès, qu'on cherhe ordinairement à dissimuler, les affections syphilitiques, scrofuleuses, dartreuses et cancéreuses, les cachexies résultant de la débauche, de l'ivrognerie ou d'habitudes dégradantes ; l'aliénation mentale et certaines maladies nerveuses, telles que l'épilepsie, le suicide ; très-souvent la grossesse et ses conséquences, et même la phthisie pulmonaire.

Les médecins appelés pour ces causes dans l'intimité des familles ou dans l'intérieur des établissements dont nous parlons y exercent véritablement un ministère de confinance, et par cela même, se trouvent dans une position entièrement semblable à celle des avocats et des notaires *qui ne sont pas tenus de déposer, même en justice*, des faits dont ils auraient eu connaissance dans l'exercice de leurs fonctions. (*Arrêts de la Cour de cassation du 20 janvier 1826 et de la Cour de Montpellier, du 24 septembre 1827.*) De sorte que, même quand la dignité de leur profession et les égards dus au malheur ne leur prescriraient pas de garder religieusement les secrets qu'on leur confie, les médecins ne pourraient les déclarer sans manquer au devoir que leur trace expressément la loi.

En admettant même qu'on pût croire les médecins autorisés à signaler les autres causes de décès qui ne paraissent pas blesser la susceptibilité ou les intérêts de leurs clients, ils resteront toujours les seuls juges de de l'opportunité de la déclaration, et celle-ci, dès lors, subordonnée intimement à leur manière de voir, à leurs dispositions plus ou moins empressées, etc., manquerait, nous le craignons, de l'exactitude et de la régularité qui sont indispensables à des renseignements statistiques.

L'administration d'ailleurs pourrait-elle blâmer la discrétion des médecins en pareil cas, lorsque la loi elle-même, dans des circonstances assurément moins dignes d'intérêt que celles dont il s'agit, c'est-à-dire *dans tous les cas de mort violente ou dans les prisons et maisons de réclusion, ou d'exécution à mort, défend qu'il soit fait mention de ces particularités sur les registres.* (Art. 85 du Code civil).

On fera peut-être remarquer qu'en ce moment il n'est question de révéler les secrets de personne, qu'il s'agit seulement de désigner, sur un bulletin officiel et signé du médecin de la personne décédée, le nom de la maladie à laquelle cette personne aura succombé, afin que ce bulletin soit classé dans une catégorie nosologique et concourre à former des tableaux de statistique, qui seront publiés, il est vrai, mais sans l'indication du nom des décédés.

Nous le comprenons bien ainsi. Mais pour fournir à la confection de ces tableaux, les bulletins de décès passeront inévitablemeut dans les mains de plusieurs personnes, séjourneront fort longtemps souvent, dans les bureaux de l'Administration locale, etc. Ces circonstances, dans les villes très-populeuses et lorsqu'il s'agit de décédés qui n'attirent pas l'attention par leur position sociale, peuvent bien ne pas nuire, d'une manière sensible, au secret des familles, mais dans les autres villes et surtout dans les autres petites localités, il en serait, ce nous semble, bien différemment. Là en effet tout le monde se connaît, ou du moins s'observe ou s'informe curieusement de ce qui concerne ses voisins; les moindres détails se trouvent divulgués et se colportent en s'enrichissant de commentaires rarement charitables..... De sorte que, même quand les personnes employées par l'Administration seraient d'une discrétion parfaite, la crainte des révélations possibles empêcherait toujours les familles, ainsi que leurs médecins, de se prêter aux déclarations demandées.

On objectera que les causes du décès qu'il répugne de laisser connaître sont en petit nombre relativement aux autres, et que leur absence n'ôtera pas aux renseignements statistiques la principale utilité qu'on espère en retirer; de sorte qu'on peut toujours prendre les mesures nécessaires pour recueillir ces renseignements, sauf aux médecins des malades à garder le silence quand ils le jugeront à propos.

Cela est vrai : seulement lorsqu'un bulletin de décès ne contiendra pas, ainsi qu'à l'ordinaire, l'indication de la maladie qui aura causé la mort, il donnera lieu à des suppositions fâcheuses, même alors que le silence du médecin aura seulement pour motif l'incertitude de son diagnostic, ou toute autre cause non défavorable à la mémoire de la personne décédée.

Si l'on admet que, pour éviter de telles interprétations, les médecins pourront se permettre des déclarations non conformes à la vérité chaque fois qu'il leur paraîtra convenable de le faire, nous demanderons si les renseignements statistiques pourront avec cette latitude être considérés comme méritant suffisamment la confiance?

Mais selon toute apparence, au lieu de se permettre des déclarations inexactes, les médecins préféreront, pour ne compromettre aucun de leurs clients, s'abstenir d'en faire d'aucune espèce.

Une autre circonstance nous paraît, avec les précédentes, devoir contribuer beaucoup à l'inexactitude des renseignements statistiques : nous voulons parler de l'incertitude et même parfois de l'ignorance où les médecins appelés près des malades se trouvent de la véritable cause de la mort.

Cette circonstance se rencontre principalement dans les campagnes et dans les cas de morts subites ou de maladies de très-courte durée, ainsi qu'il arrive souvent chez les enfants et les vieillards. Elle se rencontre aussi dans beaucoup d'affections chroniques vagues et d'un diagnostic difficile, ou pour lesquelles les malades ont négligé de consulter des médecins ou se sont adressés à des empiriques, etc.... Dans ces sortes de cas, l'autopsie cadavérique faite avec soin serait nécessaire pour que la désignation inscrite sur le bulletin fût exacte. Mais cette opération, proposée aux familles dans ce seul but et sans que celles-ci la jugent utile à leur intérêt particulier, rencontrerait partout l'opposition la plus vive, et les médecins n'ont aucun droit d'exiger qu'elle soit pratiquée.

En supposant même que ce moyen d'investigation ne

rencontrât aucunes difficultés, et que, dans les divers cas où la cause de la mort est obscure ou ignorée, les médecins eussent de leur chef recours à l'ouverture des cadavres pour consigner un renseignement exact sur le bulletin municipal, cette recherche, ainsi que les embaumements pratiqués avant que le permis d'inhumer soit délivré, ne pourrait-elle, en certains cas, faire disparaître des traces de crime ou de délit.

Et si, pour empêcher cette disparition et fournir, au besoin, des lumières à la justice, on prescrivait aux médecins de ne procéder à leurs recherches, dans cette circonstance, qu'avec les précautions requises dans les opérations judiciaires, quelle assurance aurait-on que cette prescription serait suivie par tous et toujours? Quelle authenticité les résultats de ces investigations, pour ainsi dire privées, auraient-ils, en cas d'événement, aux yeux de l'autorité judiciaire et devant la loi?

Il est donc évident que, dans les occasions assez nombreuses, surtout dans les campagnes, où la cause de la mort est incertaine ou totalement inconnue, les médecins des malades ne pourraient généralement s'éclairer par l'autopsie cadavérique et fournir à la statistique des renseignements véritablement utiles.

Mais tous ces inconvénients seront évités, dira-t-on encore, en établissant dans chaque localité des médecins vérificateurs spéciaux, d'une capacité et d'une indépendance reconnues, qui se transporteront, ainsi qu'à Paris et dans d'autres grandes villes, au domicile des personnes décédées, pour y procéder à la vérification des décès et à celle des causes qui les ont occasionnés?

Cette objection, qui nous a paru résulter des termes de la circulaire ministérielle, nous met dans la nécessité de préciser rigoureusement les attributions légales des hommes de l'art chargés par l'autorité civile de vérifier les décès, tant à Paris que dans le reste de la France, et, par conséquent, de rappeler les dispositions législatives qui ont trait soit à la simple vérification des décès, soit dans certains cas, à la recherche de leurs causes. A ce sujet, nous prions le Conseil de nous permettre d'entrer dans quelques détails.

CODE CIVIL. — *Article 77.*

Aucune inhumation ne sera faite sans une autorisation, sur papier libre et sans frais, de l'officier de l'état civil, qui ne pourra la délivrer qu'après s'être transporté auprès de la personne décédée, pour s'assurer du décès, et que 24 heures après le décès, hors les cas prévus par les règlements de police.

Article 85. — Lorsqu'il y aura des signes ou indices de mort violente, ou d'autres circonstances qui donneront lieu de le soupçonner, on ne pourra faire l'inhumation qu'après qu'un officier de police, assisté d'un docteur en médecine ou en chirurgie, aura dressé procès-verbal de l'état du cadavre et des circonstances y relatives ainsi que des renseignements qu'il aura pu recueillir sur les prénoms, nom, âge, profession, lieu de naissance et domicile de la personne décédée.

CODE D'INSTRUCTION CRIMINELLE. — *Article 44.*

S'il s'agit d'une mort violente ou d'une mort dont la cause soit inconnue et suspecte, le procureur impérial se fera assister d'un ou de deux officiers de santé, qui feront leur rapport sur la cause de la mort et l'état du cadavre.

Ces dispositions établissent avec évidence que la mission légale des médecins délégués par l'officier de l'état civil pour constater les décès a seulemement deux objets: 1° celui de s'assurer de la réalité du décès, pour empêcher les inhumations précipitées, et sans doute aussi de constater l'identité de la personne décédée; 2° celui de rechercher s'il existe des signes ou indices de mort violente ou d'autres circonstances qui donnent lieu de le soupçonner, afin que, le cas échéant, l'autorité judiciaire puisse être avertie et procéder à une instruction conformément à la loi.

Pour accomplir leur mission, les médecins vérificateurs, aux termes de la circulaire de M. le Préfet de la Seine, du 25 juillet 1844, doivent: 1° examiner constamment le corps du décédé, d'une manière attentive et complète; le déplacer même au besoin, mais toujours avec beaucoup de convenance et de soin; 2° s'enquérir de tout ce qui peut intéresser leur service, soit près d'un membre de la famille, soit près de toute autre personne en position de leur fournir des renseignements exacts, et insister, s'il y a lieu, pour qu'on se rende à cet égard à leurs demandes; 3° compléter les renseignements qu'ils ont à recueillir, en demandant communication des ordonnances du médecin qui a suivi la maladie, et se faire représenter, autant que possible, les restes des médicaments qui ont été administrés; 4° enfin, consigner dans leur procès-verbal tous les renseignements prescrits par l'arrêté du 31 décembre 1821, renseignements indiqués dans les formules qui leur sont remises par M. le maire.

Telles sont les attributions des médecins vérificateurs des décès, expliquées par l'autorité civile elle-même; ces attributions se bornent, comme on le voit, à constater la *réalité* et le *caractère naturel ou suspect* du décès, en s'aidant pour cette constatation, seulement de l'examen extérieur des cadavres et des renseignements fournis par les personnes et les objets qui les entourent. La délégation que ces hommes de l'art ont reçue de l'officier de l'état civil, dans ce but, ne leur confère nullement un droit que ce fonctionnaire ne possède pas lui-même, le droit de pratiquer ou de faire pratiquer l'ouverture des cadavres pour découvrir la cause réelle de la mort. L'autorité judiciaire peut seule, il uous semble, dans les cas et avec les formalités que la loi prescrit, faire procéder à cette opération.

Or, évidemment, les moyens d'investigation permis à cette simple vérification des décès par l'autorité civile, sont très-insuffisants, dans la très-grande majorité des cas, pour faire connaître avec quelque certitude les maladies auxquelles les individus ont succombé, et, par conséquent, pour fournir à la statistique des renseignements généralement conformes à la réalité. Nous pensons même que, dans les circonstances où ces moyens incomplets permettent aux médecins vérificateurs de se former une opinion plus ou moins fondée sur la maladie qui a causé la mort, ces médecins ne peuvent, sans s'écarter de notre jurisprudence, désigner en aucune manière cette maladie. Il ne leur appartient en effet de signaler à l'officier de l'état civil, dont ils sont les délégués, que les choses comprises dans la mission conférée à celui-ci par la loi, c'est-à-dire que la *réalité* ou le *caractère naturel ou suspect* des décès, car, ainsi que chacun le comprend, dans les cas où il ne se rencontre ni crime, ni délit, ni indice qui les fasse soupçonner, le genre de maladie qui a causé la mort peut être un secret dont les familles ont *seules le droit de déposer*.

Ainsi, dans l'état actuel des choses, pour dresser des tableaux sincères de statistique médicale des causes de décès de la population libre, c'est-à-dire de la population étrangère aux établissements militaires et à ceux de l'assistance publique, les renseignements les plus dignes de confiance émaneraient des déclarations des médecins qui ont été appelés près des malades, puisque seuls ils ont été à portée de recueillir les notions sur lesquelles se fonde un juste diagnostic; et, d'un côté, nous venons de voir quels puissants motifs ont ces hommes de l'art de s'interdire de pareilles déclarations.

Telles sont, Messieurs, les considérations d'après lesquelles votre Commission, tout en reconnaissant le haut intérêt qu'offrait une statistique suffisamment exacte des causes diverses des décès parmi toute la population, a cru néanmoins ne pouvoir répondre affirmativement à la première question.

Qu'il lui soit permis d'ajouter, à l'occasion de la simple vérification des décès pratiquée journellement au point de vue de la sûreté publique, que cette vérification, dont chacun reconnaît l'extrême importance, offre, surtout dans les localités qui ne sont pas très-populeuses, les plus grands inconvénients, lorsqu'elle est confiée exclusivement à des médecins vérificateurs spéciaux. L'expérience l'a démontré, et la Commission exprime son vif désir de lui voir préférer un autre mode de vérification pour les cas ordinaires. Au besoin, elle proposerait celui qui sera exposé à la fin du rapport, et dont une expérience de plusieurs années dans la ville de Caen semble avoir démontré les bons résultats.

2° *Deuxième question.* — Quelle est, d'après les informations que le Conseil est à portée de prendre, la proportion des personnes qui meurent dans l'arrondissement, sans le secours de la médecine, relativement au nombre total des décès?

La Commission n'a pu se procurer à cet égard des renseignements précis; seulement, si elle en juge d'après l'expérience personnelle des membres qui la composent, elle croit pouvoir répondre que, dans l'arrondissement de Caen, où se trouve un grand nombre de personnes de l'art, cette proportion est très-peu considérable.

3° *Troisième question.* — Si un médecin était chargé à un titre quelconque de vérifier tous les décès dans une circonscription déterminée, qu'elle devrait être l'étendue de cette circonscription, particulièrement dans les campagnes, pour que le service fût assuré ?

On ne peut prendre pour base de la solution de cette question, la répartition des médecins vérificateurs à Paris et dans les autres grandes villes, car l'agglomération des habitants sur des espaces peu étendus y permet rapidement de nombreuses visites. Dans les autres localités et particulièrement dans les campagnes, la population est disséminée sur une surface qui est souvent très-grande et pourvue de moyens de communication peu faciles, de sorte que c'est bien moins d'après le chiffre de cette population que d'après l'étendue d'espaces à parcourir, que la circonscription des médecins vérificateurs spéciaux nous paraît devoir être déterminée. Or, en adoptant cette manière de voir, si on prend pour exemple les neuf cantons de l'arrondissement de Caen dont chacun, si je ne me trompe, offre en moyenne une surface d'environ 12,304 hectares, une population de 11 à 12 mille habitants, un total de décès de 255 par an, et de 21 à 22 par mois, il semble qu'un seul médecin vérificateur par canton pourrait suffire aux besoins du service, surtout si on établissait dans chaque commune un mode de vérification semblable à celui qui est en usage à Caen depuis le mois de mai 1850.

Ce mode de vérification des décès que le rapporteur de votre Commission eut, à cette époque, l'honneur de proposer au sein de la Commission de salubrité près l'autorité municipale et qui y fut adopté, présente beaucoup de simplicité et surtout d'économie. Il repose sur cette considération que des certificats de décès suffisamment circonstanciés, dont la formule est donnée par l'officier de l'état civil, peuvent, lorsqu'ils sont réguliers et délivrés par des médecins ou des chirurgiens légalement reçus, être admis comme suffisants pour les cas ordinaires, et qu'ainsi *une vérification spéciale* ne devient nécessaire qu'exceptionnellement, c'est-à-dire lorsqu'il existe ignorance, doute ou suspicion au sujet du décès. Il nous a paru que ce serait entrer dans les vues du Conseil que d'entrer dans les principales dispositions de l'arrêté que M. le Maire de la ville prit à cette occasion ; arrêté auquel nous demandons la permission de faire de légères variantes, qui nous semblent conforme à l'esprit qui l'a dicté.

Article 1er. — L'inhumation de toute personne décédée sur le territoire de la commune de Caen ne sera autorisée que sur la présentation à l'officier de l'état civil d'un certificat de décès délivré par un médecin ou un chirurgien légalement reçu.

MM. les médecins du dispensaire sont invités à délivrer,

sur la demande des familles, le certificat de décès dans leurs circonscriptions respectives.

Art. 2. — Le certificat, pour être valable, devra spécialement mentionner : 1° le jour et l'heure du décès autant que possible; 2° les signes auxquels le médecin aura reconnu ou les moyens par lesquels il aura constaté la réalité du décès; 3° le caractère soit naturel, soit accidentel ou suspect du décès, sans qu'il soit nécessaire, dans le cas où la mort est arrivée par suite de maladie, de désigner celle-ci.

Art. 3. — En l'absence d'un certificat régulier produit par la famille ou par les personnes qui déclarent le décès ou lorsque les renseignements contenus dans le certificat ne paraîtront pas à l'officier de l'état civil établir suffisamment la réalité et le caractère naturel et non suspect du décès, un autre médecin désigné par l'autorité municipale se transportera au plus tôt sur les lieux, pour procéder à la vérification et compléter les renseignements prescrits.

Art. 4. — Dans aucun cas le certificat de décès ne pourrait être remplacé par des déclarations verbales ni par des certificats émanés de personnes autres que des médecins ou des chirurgiens légalement reçus.

Art. 5. — Le certificat de décès ne dispensera pas de l'accomplissement des autres formalités prescrites par la loi. Il sera conservé, pendant une année, dans les bureaux de l'état civil, pour justifier au besoin l'exécution du présent arrêté.

Art. 6. — Avant que le décès ait été constaté par la présentation d'un certificat régulier à l'officier de l'état civil, et que l'autorisation d'inhumer ait été délivrée, il est défendu expressément de couvrir le visage de la personne présumée morte et de soumettre son corps à l'ensevelissement, à la mise en bière, à aucun déplacement, à aucun moulage ou à quelque autre opération qui puisse être préjudiciable, dans le cas ou la vie subsisterait encore.

Art. 7. — Toute contravention aux dispositions du présent arrêté sera poursuivie et punie conformément à la loi.

Ces mesures, d'une exécution facile, laissent aux familles le choix d'un médecin qu'elles admettront dans leur intimité et évitent de soumettre à une sorte de contrôle, souvent des plus fâcheux, le traitement suivi par les médecins des malades. De cette manière elles ne blessent la susceptibilité de personne et atteignent autant que possible le but de la loi. Elles pourraient recevoir les modifications que nécessiteraient les diverses localités et devenir ainsi la base du système de vérification ordinaire des décès dans chaque commune. Dès lors, un médecin vérificateur cantonal n'aurait à intervenir que dans les cas spécifiés à l'art. 3 de cet arrêté, c'est-à-dire dans des occesions exceptionnelles et par conséquent peu fréquentes. Son travail en serait beaucoup moins considérable, et il lui deviendrait facile, sans augmentation importante de frais, sans aucune souffrance du service, de réunir les attributions de *médecin de canton* à celles de *médecin vérificateur spécial des décès.*

COMPLÉMENT DU RAPPORT QUI PRÉCÈDE, LU DANS LA SÉANCE DU 11 JUIN 1857

Après avoir répondu aux questions qui lui avaient été renvoyées par le Conseil, la commission déférant à l'invitation de M. le Préfet, avec lequel elle reconnaît toute l'utilité d'un bonne statistique des causes de décès, s'est occupée des moyens d'obtenir ce renseignement important, malgré les obstacles qui viennent d'être signalés.

En examinant les motifs qui peuvent empêcher les médecins de se prêter aux déclarations des maladies, il est facile de voir que ces motifs se réduisent à deux principaux; ce sont: d'abord le secret des familles que nos lois et nos mœurs rendent obligatoire; ensuite la répugnance naturelle que les hommes de l'art éprouveront souvent à faire connaître, surtout dans le pays qu'ils habitent, les pertes qu'ils font dans les malades confiés à leurs soins, pertes qui, ne se trouvant pas mises en regard des chiffres qui expriment l'étendue de leur clientèle, pourront donner lieu à des appréciations fausses de leurs succès et de leur talent.

Ces obstacles sont grands sans doute, mais la commission a pensé que, peut-être, ils n'étaient pas insurmontables et qu'on pourrait arriver à les détruire sans blesser de légitimes susceptibilités.

En effet, Messieurs, ces obstacles ne doivent leur réalité qu'à une seule circonstance que vous aurez certainement remarquée avant nous, c'est-à-dire à la réunion, sur la même feuille de décès, des noms des décédés et de leurs maladies; des noms des médecins et du chiffre des malades qu'ils ont perdus. Détruisez cette réunion, cette coexistence du signalement des personnes avec celui des faits qui leur sont relatifs, et dès lors les causes de décès, ainsi que les chiffres de mortalité, n'offriront plus qu'un intérêt scientifique, ne constitueront plus un secret à garder.

Toutefois, cette séparation si facile à concevoir ne l'est pas également à réaliser, au moins d'une manière complète. Car, d'un côté, les certificats de vérification des décès ne peuvent être admis par l'officier de l'état civil, sans les noms et les autres indications qui caractérisent la personne des décédés, et, d'un autre côté, l'administration, chargée de recueillir en dernier lieu les renseignements statistiques et d'en former des tableaux, ne pourrait accueillir avec confiance des noms de maladies, des chiffres de mortalité isolés, sans aucune garantie d'authenticité, sans aucun moyen de vérifier leur exactitude ou de rectifier au besoin leurs erreurs. Or, comment concilier de telles exigences, pour ainsi dire absolues, avec la discrétion imposée aux médecins par les lois et avec la répugnance qu'ils éprouveront généralement à déclarer une particularité de leur pratique qui peut leur être fort nuisible dans leur clientèle. Tel est, il nous semble, le problème dont nous devons chercher la solution.

La difficulté qu'il présente nous a paru pouvoir se résoudre par une certaine disposition des certificats de vérification de décès; disposition qui, d'une part, fournirait à l'officier de l'état civil tous les renseignements qu'il a droit d'exiger pour permettre l'inhumation, sans lui révéler, non plus qu'à toute autre personne de la localité, le genre de maladie qui a causé la mort; disposition qui, d'autre part, ferait connaître aux personnes chargées de dresser les tableaux de statistique, la cause des décès, sans leur dévoiler le nom des décédés. Mais le mécanisme de cette disposition du bulletin ne peut être facilement compris sans quelques détails sur les mesures qui seraient à prendre à cette occasion et que vous voudrez bien nous permettre de vous exposer.

D'abord nous supposons que le mode de vérification adopté pour les décès dans chaque commune, serait le même, ou à peu près, que celui qui est mis en usage dans cette ville et dont nous vous avons retracé les principales dispositions. Ensuite, dans cette hypothèse, il conviendrait que les certificats de vérification de décès, dont la feuille serait remise par le Maire, fussent divisés en deux parties ou moitiés collatérales, par un simple trait. La moitié gauche de cette division constituerait spécialement *le certificat de vérification* qui doit être présenté à l'officier de l'état civil pour obtenir un permis d'inhumer. La forme serait celle d'un certificat ordinaire de décès et il porterait, avec un numéro d'ordre, tous les renseignements qu'une telle pièce doit offrir pour satisfaire aux prescriptions de la loi. Tels sont : les noms et prénoms, l'âge, le sexe, l'état civil, la profession, le domicile, etc... de la personne décédée, ainsi que l'opinion du médecin sur le caractère *naturel* ou *accidentel* du décès, la date précise de la vérification et la signature du médecin qui l'aurait effectuée.

L'autre moitié, celle de droite, serait *un simple bulletin* destiné à être séparé entièrement de la pièce précédente pour être envoyé aux personnes chargées de la statistique. Il contiendrait d'un côté, avec les indications de la localité et un numéro d'ordre correspondant à celui du certificat, la mention de l'âge, du sexe, de l'état civil, de la catégorie de profession, de lieu de naissance, de la durée du séjour dans la commune, de la personne décédée, renseignements qui au besoin y seraient très-bien consignés par l'autorité locale elle-même. D'un autre côté, *et sous un pli*, qui ferait corps avec le bulletin et serait soigneusement cacheté à ses deux extrémités par le médecin vérificateur, cette moitié contiendrait, inscrite par lui, la cause maladive ou accidentelle du décès qu'il aurait pu reconnaître. Du reste, pour éviter autant que possible les rapprochements et les conjectures, ce bulletin ne porterait aucun nom, aucune signature, aucune indication de domicile, il n'y aurait d'autre date que la mention de l'année et du mois ; mention suffisante, nous le pensons, pour la statistique. La garantie de son authenticité, vis-à-vis des personnes chargées de l'ouvrir et de dresser les tableaux de statistique, se trouverait dans le cachet municipal, que le Maire aurait soin d'y apposer, au milieu du pli déjà cacheté, et autant que possible devant les personnes qui lui présenteraient le certificat. Ce cachet officiel serait pour les intéressés une assurance de l'inviolabilité du secret confié au bulletin. Après avoir été scellé par le cachet municipal, le bulletin serait séparé du certificat, dans le trait dont il vient d'être question, et ensuite conservé par le Maire dans un lieu sûr.

Dans la première quinzaine qui suivrait l'expiration d'un semestre et même d'une année entière, si les circonstances et les localités le faisaient préférer, le maire de chaque commune rassemblerait les bulletins de décès dans l'ordre de leur succession et les ferait parvenir au chef-lieu de son arrondissement ou au chef-lieu du département. Là des commissions désignées par l'autorité ouvriraient seules les bulletins et dresseraient les tableaux conformément à leurs instructions, tableaux qui recevraient ensuite une publicité administrative.

On conçoit que les personnes appelées dans ces commissions, surtout au chef-lieu du département, se trouveraient par leur éloignement et leur peu de relations avec les commuues environnantes, ainsi que par l'absence de dates précises sur les bulletins, presque toujours dans l'impossibilité de faire des rapprochements, de se livrer à aucunes conjectures préjudiciables à qui que ce soit. D'ailleurs, ces personnes même quand elles ne seraient pas des médecins, ne sont-elles pas aussi par leurs fonctions légalement tenues à garder le secret? Enfin dans le petit nombre de cas ou la maladie mentionnée sous le pli du bulletin paraîtrait, au médecin qui l'y inscrirait, devoir être plus particulièrement cachée, celui-ci ne pourrait-il, par un signe convenu, indiquer que la place doit en rester en blanc sur les tableaux du département et que le bulletin ne devra être ouvert qu'à Paris, ou une divulgation n'est plus possible. Enfin si toutes ces précautions ne paraisssent pas suffisantes pour rassurer les familles et les médecins contre la divulgation du secret, ne pourrait-on faire ouvrir et dépouiller les bulletins d'un arrondissement ou même d'un département entier, par des commissions désignées dans un arrondissement ou un département éloignés, ou même à Paris.

Telles sont, M. le Préfet et MM., les mesures simples et non dispendieuses qui nous ont paru conduire le mieux au but proposé et permettre de doter la France de l'utile institution des tableaux annuels des causes de décès, sans froisser les susceptibilités des familles ni celle des médecins. Alors, si, comme nous l'espérons, elles suffisaient pour écarter les obstacles qui viennent d'être signalés, il ne resterait plus d'autres empêchements aux déclarations demandées aux médecins des décédés, que ceux qui naîtraient de l'indifférence de quelques-uns de ces hommes de l'art. Dans ce cas, le numéro d'ordre sur chaque bulletin permettrait de remonter aux auteurs des omissions regrettables et de leur représenter, s'il y avait lieu toute l'importance des renseignements que le pays attend d'eux et qu'il leur est devenu si facile de procurer à l'Administration sans manquer à leurs devoirs envers leurs clients. Mais nous pensons que la nécessité de ces représentations s'offrira bien rarement dans une classe de citoyens, qui se montre toujours si juste appréciatrice des mesures qui tendent à améliorer la santé publique et si empressée de s'y dévouer.

CONSEILS D'HYGIÈNE ET DE SALUBRITÉ.

Des cinq autres arrondissements du Calvados.

Les registres des délibérations des Conseils d'hygiène et de salubrité des autres arrondissements du Calvados, contenant en général peu de détails et de rapports écrits, nous les avons dépouillés pour une période de cinq années seulement, et nous n'avons fait qu'énumérer succintement les sujets qui ont été traités.

ARRONDISSEMENT DE LISIEUX.

Superficie : 88,971 hectares. — Population : 67,667 habitants.

Le Conseil d'hygiène de l'arrondissement de Lisieux a eu à s'occuper, dans les cinq dernières années, de :

ÉTABLISSEMENTS DE PREMIÈRE CLASSE.

FONDERIES DE SUIF EN BRANCHES.

Trois demandes en autorisation de fonderies de suif en branches par le sieur Ridel, épicier à Mézidon, le sieur Douchin, boucher à Mézidon, le sieur Thomas, à Tordouet, ont été rejetées, parce que cette industrie devait être exercée par les permissionnaires dans de mauvaises conditions, leur établissement projeté se trouvant dans le voisinage d'habitations.

CLOS D'ÉQUARRISSAGE.

Le sieur Elie Chaumont a été autorisé à ouvrir un clos d'équarrissage dans la commune de Percy, ces sortes d'établissements étant de première nécessité dans un pays d'herbages.

ÉTABLISSEMENTS DE DEUXIÈME CLASSE.

Le sieur Goolette a été autorisé à fonder une tannerie et un moulin à tan à Saint-Désir-de-Lisieux, ainsi qu'une tannerie à Orbec.

Le Conseil n'a pas vu d'inconvénients pour la santé publique à ce que le sieur Leclerc établît une usine à gaz dans la ville d'Orbec.

Trois fonderies de suif ont été autorisées à Lisieux, à Saint-Pierre-sur-Dives et à Beuvillers.

ÉTABLISSEMENTS DE TROISIÈME CLASSE.

Dégraissage de laines, foulage d'étoffes de laines et teintureries de MM. Fleuriot et Méry-Sanson, autorisés, à Lisieux.

Lavoir public à Lisieux. — Lavoir du sieur Duval, à Lisieux, autorisés.

Lavoir Blonvillain, à Saint-Désir, autorisé à condition que les laines en liens seront passées dans deux cuves.

Blanchisserie Élouard, à Saint-Jacques, accordé.

Savonnerie Carpentier, à Orbec.

Savonnerie, dégraissage, feutrage, teintureries sur la rivière de Gacé, de MM. Fleuriot et Méry-Sanson, autorisés.

Teintureries et dégraissage de sieur Larzon, à Orbec, accordé.

Teintureries Barbo, à Lisieux, accordé.

Cuve à passer les fromages du sieur Borel, au Mesnil-Bacley; de la dame Croisey, à Saint-Pierre-sur-Dives, autorisées.

Usine à papier de la Cressonnière, de M. Noinville, autorisée à condition que les eaux contenant de l'alun et des carbonates ne seront pas dirigées à la rivière.

Poterie du sieur Prevost, à Livarot, accordé.

Briqueterie Marais, à Vespières, accordé.

TABLEAU DES VACCINATIONS DE L'ANNÉE 1865.

Naissances dans l'arrondissement.	1,271
Vaccinés	1,155
Revaccinés.	786
Vaccinés atteints de la variole.	305
Non vaccinés id.	179
Défigurés	69
Morts vaccinés.	12
Id. non vaccinés.	84

Du reste, le Conseil se plaint de ce que les renseignements sur cette partie du service hygiénique soient très-incomplets.

ARRONDISSEMENT DE FALAISE.

Superficie : 87,395 hectares.—Population : 58,026 habitants.

(*Depuis cinq années*).

Etablissements de première classe.

Clos d'équarrissage du sieur Buffard, de St-Germain-du-Crioult, autorisé dans la bruyère de Clécy.

Clos d'équarrissage de la veuve Larue, sur la bruyère de Noron, fonctionnant sans autorisation, dans de mauvaises conditions, ne doit pas être maintenu.

Etablissements de deuxième classe.

Four à chaux du sieur Cardon, autorisé dans la commune d'Ussy.

Tannerie du sieur Lemarchand, sur le ruisseau de la Porte, au village de la Vallée, à Clécy, autorisée.

Dépôt de fumiers dans le voisinage du jardin public, à Falaise, doit être supprimé.

Etablissements de troisième classe.

Four à briques à St-Denis-de-Méré, du sieur Lair, autorisé.

Distillerie d'eau-de-vie de betterave à Lassy, du sieur Legrand.

Le Conseil fait des vœux pour que l'on établisse à Falaise des urinoirs publics et demande qu'il soit interdit de déverser dans les ruisseaux les déjections de toute nature, ainsi que cela est toléré après dix heures du soir.

Répondant, dans la séance du 17 novembre 1866, à la demande de M. le Préfet, sur la cause de la diminution de la population dans le Calvados, le Conseil attribue ce résultat aux mariages tardifs, à l'incurie des parents; il pense que l'allaitement artificiel peut y entrer pour une faible part.

La statistique de la vaccine est approuvée chaque année.

ARRONDISSEMENT DE BAYEUX.

Superficie : 94,892 hectares. — Population : 79,064 habitants.

Etablissements de première classe.

Abattoir et porcherie de Crémel, auprès de Bayeux, des sieurs Dopter et Beau, réunissant toutes les meilleures conditions possibles pour ces sortes d'établissements; excellent aménagement, surface suffisante, eaux abondantes, etc., autorisé.

Trois demandes en autorisation d'établir des tueries, l'une du sieur Le Guedois, auprès de la salle d'asile de Bayeux, les deux autres de la veuve Delamarre et du sieur Lefrançois, au milieu de la ville de Bayeux, ont été rejetées.

Ateliers d'équarrissage à Juaye-Mondaye, du sieur Frilay, et du sieur Basjardin, à Torteval, autorisés, ainsi que celui du sieur Tillard, à St-Paul-du-Vernay.

Etablissements de troisième classe.

Four à tuiles et à drains du sieur Hervieu, à Vaubadon, autorisé.

Mégisserie du sieur Dubosq, à Colombières, autorisée à condition qu'on n'y pratiquera pas l'équarrissage.

Dépôt d'os, de chiffons, etc., du sieur Thibaut, sur le Boulevard, à Bayeux, autorisé.

Les tableaux de vaccine paraissent chaque année au Conseil ne pas être faits avec des éléments suffisants pour démontrer que les renseignements sont authentiques; ainsi, pour l'année 1864, le chiffre des vaccinations dépasse de 40 pour 100 les naissances. Le mode actuel de recueillir les documents statistiques de la vaccine est donc défectueux.

ARRONDISSEMENT DE PONT-L'ÉVÊQUE

Superficie : 74,983 hectares. — Population : 56,701 habitants.

Etablissements de première classe

Atelier d'équarrissage du sieur Fosse, à Manerbe, autorisé.

TUERIES DE BESTIAUX

Autorisation accordée au sieur Gillette, à Touques; au sieur Houillier, à Touques; au sieur Aubey, à Beuzeval.

Autorisation refusée au sieur Gomarre, à Pont-l'Évêque; au sieur Héribelle, à Pont-l'Évêque; au sieur Chaillon, à Villers-sur-Mer, parce que la position est mal choisie au centre des populations; trop peu d'espace.

Le Conseil a été consulté sur les conditions dans lesquelles devait être construit l'abattoir de Honfleur. Les plans ont été trouvés bons et la ville autorisée à bâtir sur le terrain désigné.

Le sieur Lecoq a été autorisé à établir une fonderie de suif en branches à feu nu, à Pont-l'Évêque.

Etablissements de deuxième classe

Le sieur Castillon a été autorisé à fonder, à Honfleur, avec toutes les conditions réglementaires, une corroierie.

Etablissements de troisième classe

Des briqueteries ont été autorisées à Equemauville, à Saint-Vaast, à Touques, à Saint-Arnould et à Trouville.

La demande du sieur Desseaux, tendant à fonder une saurerie de harengs au centre de la ville de Honfleur, a été rejetée.

Deux fours à chaux ont été autorisés à Bénerville, ainsi qu'une fabrique de chandelles à Bonneville-la-Louvet.

VACCINATIONS

Chaque année, ce Conseil regrette que l'on ne puisse obtenir des documents sur la manière dont se pratique la vaccine dans l'arrondissement de Pont-l'Évêque.

Pour l'année 1863 on n'a connu que 23 pour 100 des enfants nouveau-nés, qui aient été vaccinés. Le Conseil émet le vœu que l'on recherche avec soin le cowpox qui ne doit pas être rare dans une contrée où se trouvent autant de bestiaux.

Le Conseil demande instamment que des travaux de desséchement soient exécutés dans les marais de Pennedie et Criquebœuf.

ALLAITEMENT ARTIFICIEL.

Le Conseil, mis en demeure de se prononcer, d'après l'invitation de M. le Préfet, sur l'influence que peut exercer l'allaitement artificiel sur la diminution de la population dans le Calvados, pense qu'il ne meurt pas aujourd'hui plus d'enfants qu'autrefois, que ce qui abaisse le taux de la population, c'est la stérilité des mariages et l'émigration. Que parmi les causes de mortalité de l'enfance, il faut signaler le déplorable usage du suçon, l'incurie des parents qui donnent quelquefois du lait de vache malade, et la plus grande fréquence des maladies diphtériques. Il est évident que l'allaitement maternel est le meilleur.

ARRONDISSEMENT DE VIRE.

Superficie : 95,318 hectares. — Population : 83,110 habitants.

ÉTABLISSEMENT DE 1re CLASSE.

Trois autorisations pour l'établissement de clos d'équarrissage sont accordées au sieur Bossard et au sieur Despret, de Saint-Germain-du-Criout, au sieur Merouze, à Condé-sur-Noireau.

Le sieur Brison se proposait d'établir une tuerie d'animaux à Vaudry, dans une vallée très-étroite où règnent des fièvres intermittentes ; le Conseil a pensé que l'autorité devait refuser l'autorisation.

Des plaintes nombreuses ont été formées en 1865 sur le déplorable état dans lequel se trouve le nouvel abattoir de Vire : une commission d'hygiène demande que les caniveaux des cours soient remaniés, qu'un aqueduc pour la conduite des eaux à la rivière soit construit. Qu'on force les bouchers à enlever de suite les issues et les débris qui doivent être transportés dans des vases clos.

ÉTABLISSEMENTS DE 2e CLASSE.

Autorisation accordée au sieur Brunet pour une tannerie à Condé-sur-Noireau.

VACCINE.

Le Conseil se plaint chaque année du peu d'authenticité des renseignements sur la vaccine : ainsi pour l'année 1863, il remarque que le chiffre des vaccinations des cantons de Vassy et de Bény est double de celui des naissances. Dans d'autres localités, on n'obtient que des documents incomplets.

ALLAITEMENT ARTIFICIEL.

Sur la demande de M. le Préfet le Conseil s'occupe de la question de l'allaitement artificiel dans le Calvados sous le rapport de l'abaissement de la population. Le Conseil dit qu'il faut aller chercher ailleurs les causes de l'abaissement de la population : qu'aujourd'hui, il est avéré que l'on soumet moins d'enfants à l'allaitement artificiel qu'on ne le faisait autrefois : que cependant on doit proclamer la supériorité de l'allaitement maternel ou bien par le sein d'une nourrice.

Le Conseil constate l'indifférence qu'a rencontrée la loi sur les logements insalubres dans l'arrondissement de Vire, ce qui provient sans doute du bien-être dont jouissent les habitants qui, presque tous, possèdent des petits cottages placés dans d'assez bonnes conditions ; néanmoins, il faut combattre la funeste habitude où ils sont de placer leurs fumiers au-devant des maisons.

Le Conseil central d'hygiène et de salubrité du Calvados, ayant entendu la lecture de ce travail dans la séance du 14 juillet 1868, décide qu'il sera livré à l'impression, avec l'autorisation de M. le Préfet, qui a approuvé cette décision du Conseil.

Le Secrétaire du Conseil d'hygiène et de salubrité publique du Calvados,

Dr MAHEUT.

Caen. — Typographie de Pagny.

www.ingramcontent.com/pod-product-compliance
Ingram Content Group UK Ltd.
Pitfield, Milton Keynes, MK11 3LW, UK
UKHW022102190726
13855UKWH00002B/598